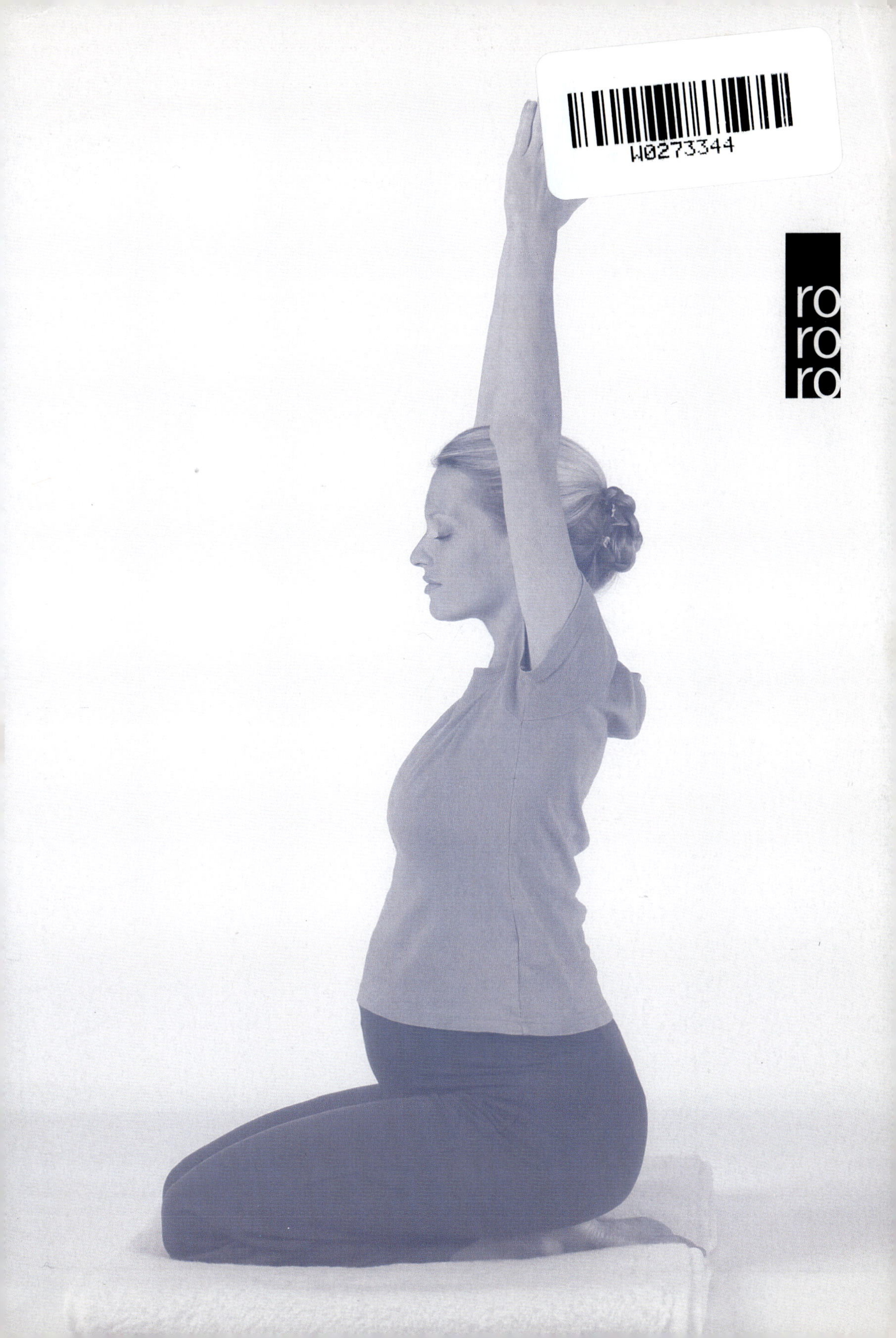

rororo

mit kindern leben

Herausgegeben von Bernhard Schön und Bernd Gottwald

Zu diesem Buch

Die Heilpraktikerin und Yogalehrerin Bettina Stülpnagel gibt eine praktische Einführung ins Kundalini-Yoga speziell für Frauen, die sich und ihrem Baby während der Schwangerschaft etwas Gutes tun wollen. Durch die Verknüpfung von schulmedizinischem Wissen und ayurvedischer Heilkunde mit wohltuenden Yogaübungen können sich werdende Mütter nicht nur auf die Geburt selbst vorbereiten, sondern lernen auch, mit den physischen und psychischen Veränderungen während der Schwangerschaft umzugehen. Neben den Übungen und handfesten Tipps zu Organen und Körperregionen finden Sie auch Anleitungen für Phantasiereisen und Meditationen, damit Sie die nervenstärkende, vitalisierende und harmonisierende Wirkung des Kundalini-Yogas voll genießen können.

Bettina Stülpnagel

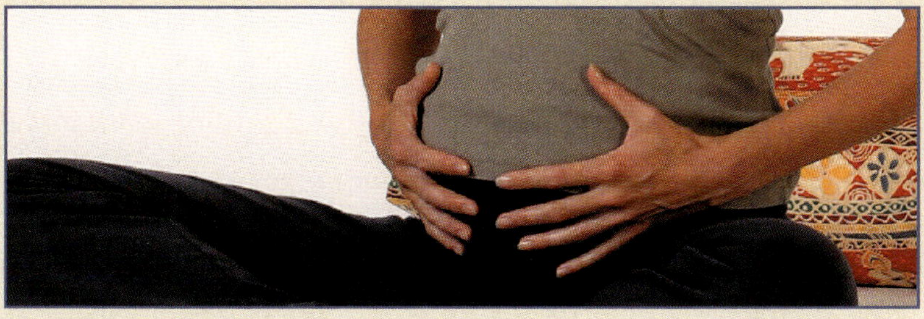

Ich bin schwanger: Yoga für mein Wohlbefinden

• *Belebung* • *Entspannung*
• *Meditation*

Rowohlt Taschenbuch Verlag

rororo Mit Kindern leben
und

die **Deutsche Liga für das Kind**

Partnerschaft für Eltern, Kinder und Familie

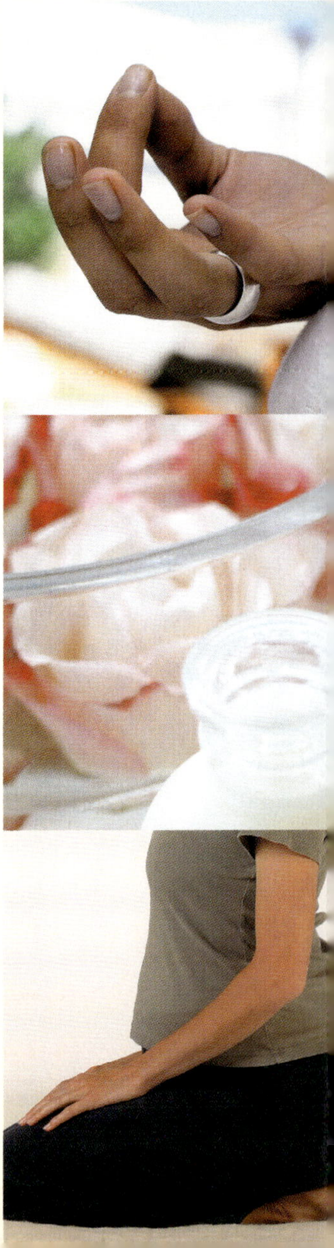

Originalausgabe
Veröffentlicht im Rowohlt Taschenbuch Verlag GmbH, Reinbek bei Hamburg, März 2003

Redaktion Julia Vorrath
Umschlaggestaltung any.way, Barbara Hanke / Cordula Schmidt
Fotografie (Titel) ZEFA
Fotografie (Rückseite und Innenteil) Patrick Beier, Hamburg
Fotografie (Aufmacher) imagesource
Reihengestaltung Christine Lohmann
Satz Photina und MetaPlus PostScript
Gesamtherstellung Clausen & Bosse, Leck
Printed in Germany
ISBN 3 499 61427 8

Die Schreibweise entspricht den Regeln der neuen Rechtschreibung.

Inhalt

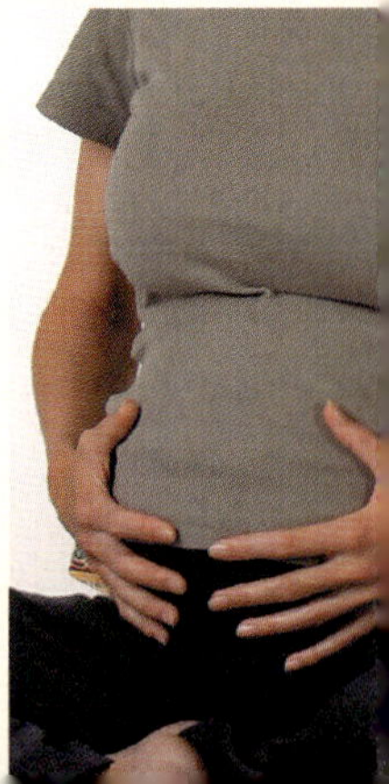

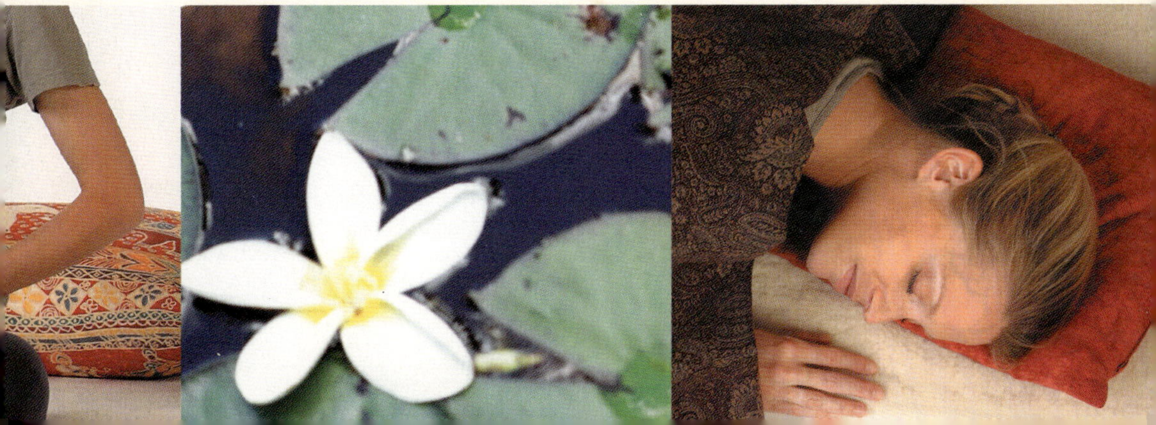

Vorwort

Vor etwa zwanzig Jahren begleitete ich eine Freundin zum Schwangerenyoga. Das Kundalini-Yoga begeisterte mich so sehr, dass ich parallel zum Medizinstudium eine Yogalehrerausbildung machte und das Gelernte jahrelang an werdende Eltern weitergab. Später half es mir selbst während meiner Schwangerschaften und Geburten. Heute bin ich Mutter von zwei quirligen Söhnen und freue mich über mein yogisches Wissen. Ich benutze Yoga-Techniken, wie das lange tiefe Atmen, tagtäglich in meiner Arbeit als Gynäkologin und Stillberaterin.

Die Zeit der Schwangerschaft ist eine Zeit von grundlegenden Veränderungen und neuen Chancen. Viele werdende Mütter haben das Bedürfnis, Neues auszuprobieren, alte Laster abzulegen und sich etwas Gutes zu tun. Dabei kommen einige Frauen auch in Kontakt mit Yoga.

Doch gibt es speziell über Schwangerenyoga wenig Literatur. Dieses Buch vertieft bereits bestehende Kenntnisse, bietet aber auch für Frauen, die keine Vorkenntnisse haben, eine wertvolle Hilfe im Schwangerenalltag. Es bringt auf neue Weise schulmedizinisches Wissen, ayurvedische Heilkunde und yogische Weisheit in eine Form, die auch für Laien sehr gut verständlich ist. Das Buch hilft, die Öffnung für Neues während der Schwangerschaft zu nutzen und gibt auf sanfte Weise Anregungen für Lebensveränderungen.

Während meiner langjährigen Praxis als Oberärztin im Krankenhaus Mariahilf in Hamburg mit bis zu 1700 Geburten im Jahr ist mir immer wieder aufgefallen, dass der Geburtsprozess von den Frauen, die gut vorbereitet sind, als leichter empfunden wird. Mit Yoga vorbereitete Frauen sind in der Regel besser in der Lage, dem Wehenschmerz zu begegnen, ihn anzunehmen und durchzuhalten, während sie gleichzeitig loslassen können. Durch Yogaübungen haben sie ein besseres Gefühl für ihren Körper entwickelt, und das Meditieren hat ihre Selbstwahrnehmung gestärkt, sodass sich der Einsatz von Schmerzmitteln häufig reduziert.

Selbst bei einer Kaiserschnittentbindung hilft das Yoga. Ich habe beobachtet, dass Eingriffe mit lokaler

Betäubung für die betroffenen Frauen viel leichter auszuhalten sind, wenn sie tief und bewusst atmen und sich konzentrieren können.

Geburt hat immer mit Loslassen und «Sich-Einlassen-Können» zu tun. Geistige Flexibilität und Offenheit sind wichtige Faktoren für ein gutes Erleben der Geburt. Auf der anderen Seite können übertriebene Vorstellungen von der Geburt den Geburtsverlauf hemmen. Durch Yoga lernt eine Frau, flexibel zu bleiben und den Moment und das Jetzt anzunehmen. Sie lernt schon während der Schwangerschaft, Kontakt zu ihrem inneren Selbst aufzunehmen und für sich selbst Verantwortung zu übernehmen.

Die Zeit der Schwangerschaft geht rasch vorüber. Die Geburt, so schwer oder leicht sie auch sein mag, dauert letztlich nur ein paar Stunden. Danach folgen die erste Kontaktaufnahme zwischen Mutter und Kind, auch Bonding genannt, das Wochenbett, die Stillzeit und das Leben mit dem Kind. Auch hier helfen Fähigkeiten, die man durch das Yoga gelernt hat: Tiefes Atmen, wenn das Stillen mal nicht so angenehm ist oder das Baby scheinbar untröstlich schreit, eine verbesserte Selbstwahrnehmung und das Vertrauen in die eigene Intuition und Kraft, um die Forderungen des Babys zu verstehen und sich selber als Mutter besser annehmen zu können.

Ich wünsche den Leserinnen, dass sie dieses Buch in der neuen Situation unterstützt und sie dadurch den großen Anforderungen, die Schwangerschaft, Geburt und Stillzeit an sie stellen können, gelassener begegnen können.

Angela Bernhardt
Oberärztin
Gynäkologie und Geburtshilfe
Yogalehrerin
Zertifizierte Stillberaterin des IBCLC (Internationaler Verband von Laktationsberatern)

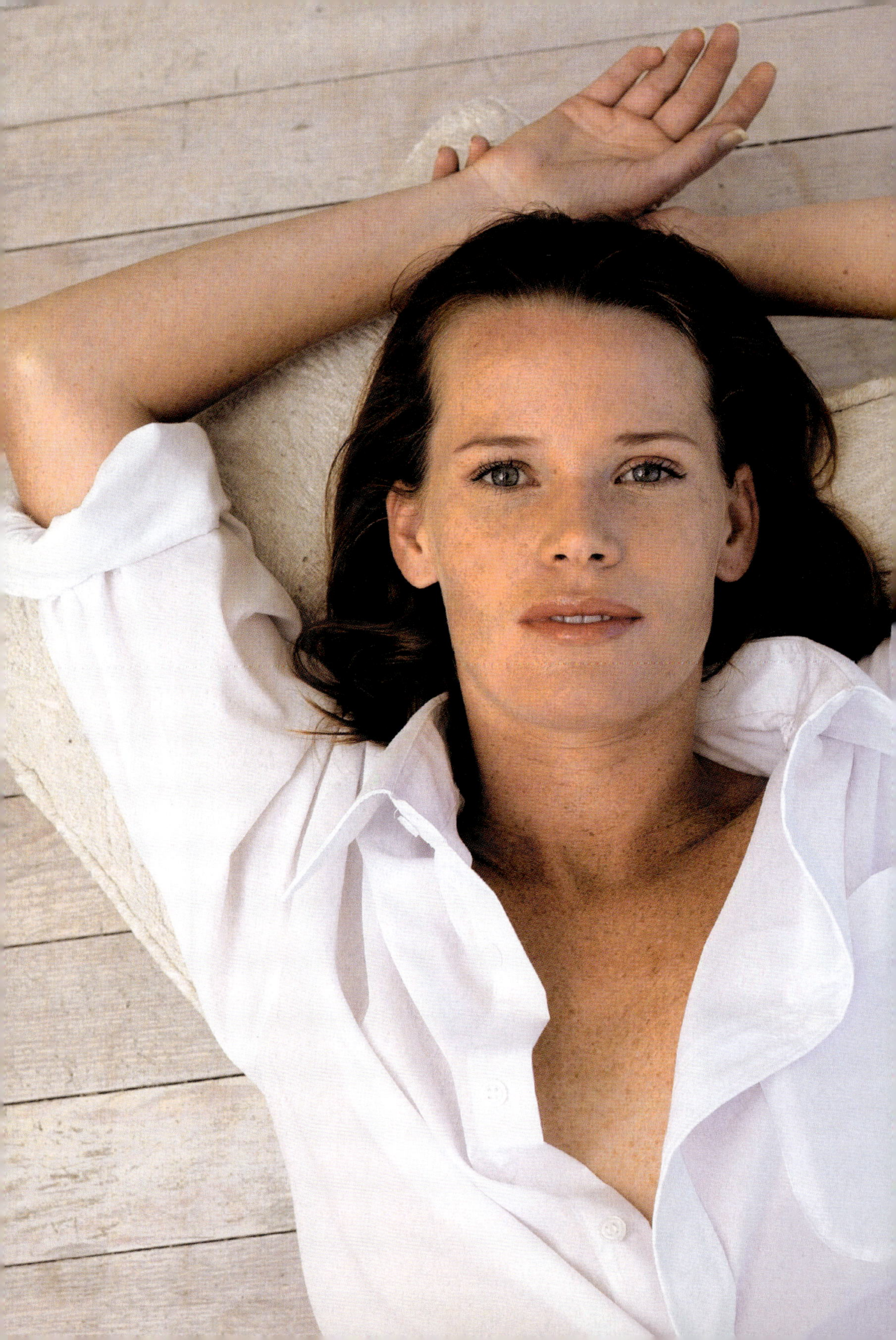

KAPITEL 1 | *Einführung in das Kundalini-Yoga für Schwangere*

Was ist Yoga?

Yoga ist ein Begriff aus dem Sanskrit. Das Sanskrit ist eine indische Sprache, die mindestens dreitausend Jahre alt ist. Das Wort *Yoga* bedeutet *Anschirren* oder *Anjochen*. Die Yogalehre vertritt die Ansicht, dass der Mensch lernen kann, seine Triebe und Instinkte zu kontrollieren und deren Kräfte für sein inneres Wachstum zu nutzen. So wie ein Bauer einen wilden Ochsen so zähmen kann, dass das Tier ihm dient und er es als Zugtier vor einen Wagen *anschirren* oder *anjochen* kann. *Yoga* bedeutet aber auch *Vereinigung*. Hier ist die Vereinigung des menschlichen Selbst mit dem göttlichen Selbst gemeint.

Das Wort Yoga ist der Oberbegriff für eine Fülle von jahrtausendalten Techniken. Im Westen sind eher die Zweige des Yoga bekannt, die sich auf Körper- und Atemübungen konzentrieren. In Indien existieren aber noch zahlreiche andere Yogawege. Darunter sind sogar Yogawege, deren Anhänger nicht ihren Körper trainieren, sondern sich «lediglich» in Selbstlosigkeit oder bedingungsloser Liebe üben.

Seit Ende des neunzehnten Jahrhunderts reisen indische Yogameister in den Westen, um die uralten Techniken auch hier zu lehren. Sie kommen oft aus einer ununterbrochenen Kette der Lehrertradition, das bedeutet, dass die Yogatechniken von Generation zu Generation weitergegeben wurden. Deshalb unterscheiden sich die Yogawege voneinander. Letztlich haben aber alle das gleiche Ziel: Friede, Freiheit, Klarheit, Liebe und das Einssein des Menschen mit seiner göttlichen Natur.

Was ist Kundalini-Yoga?

Kundalini-Yoga ist ein Yogaweg, der Körper- und Atemübungen sowie Meditationen mit einbezieht. Es ist ein sehr dynamisches Yoga. Das Kundalini-Yoga wurde Ende der sechziger Jahre durch Yogi Bhajan in den Westen gebracht. Yogi Bhajan stammt aus einer nordindischen Arztfamilie und wurde 1928 geboren.

Das Wort Kundalini bedeutet übersetzt «Locke im Haar des Geliebten». Die Kundalini-Kraft wird als essenzielles Potenzial des Menschen verstanden. Nach den Yogalehren ist die Kundalini in einem Energiezentrum am Beckenboden lokalisiert. Dort ruht sie den Yogalehren zufolge gleich einer schlafenden Schlange, weshalb die Kundalini manchmal Schlangenkraft genannt wird. Wenn die Kundalini geweckt ist, dann schenkt sie Lebendigkeit, Einssein und höchste Erfüllung. Doch damit die Kundalini frei durch Energiekanäle und Energiezentren fließen kann, sollten diese gereinigt sein. Der Yogaübende braucht außerdem starke Nerven und einen gesunden Körper. Das Kundalini-Yoga besteht daher aus festgelegten Übungsreihen, die reinigend, stärkend, energetisierend und harmonisierend wirken. Der Atem steht im Mittelpunkt der Körperübungen. Als Ausgleich zu den Yogaübungen schließt jede Kundalini-Yogastunde mit einer Entspannungsphase und einer Meditation ab.

«Der physische Körper ist ein Tempel. Sorge für ihn. Der Geist ist Energie. Kanalisiere sie. Die Seele ist die Projektion. Repräsentiere sie. Alles Wissen ist falsch, wenn die Seele im Körper nicht erfahren wird.»

Was ist Kundalini-Yoga für Schwangere?

Das Kundalini-Yoga für Schwangere wurde Ende der siebziger Jahre von der amerikanischen Yogalehrerin Tarn Taran Kaur Khalsa in Hamburg entwickelt und wird nunmehr seit fast dreißig Jahren in Deutschland und vielen anderen Ländern der Welt unterrichtet.

Wie im regulären Kundalini-Yoga werden viele der Übungen dynamisch ausgeführt; die Atmung steht dabei im Mittelpunkt. Eine Übungsreihe wird auch im Schwangerenyoga mit einer Entspannung und einer Meditation abgerundet.

Die Übungen des Schwangerenyoga sind jedoch den «anderen Umständen» angepasst. Das bedeutet, dass das Yoga für Schwangere auf Positionen verzichtet, die in der Rückenlage ausgeführt werden. Denn die Erfahrung hat gezeigt, dass Schwangere leichter Rückenschmerzen bekommen oder ihnen in der Rückenlage schwindelig wird. Es werden keine Umkehrhaltungen wie zum Beispiel die Kerze praktiziert, weil diese eine zu große Belastung für Herz, Lunge und Kreislauf wären. Natürlich wird im Yoga für Schwangere auch auf Bauchmuskelübungen verzichtet, denn solche Übungen drücken letztlich zu stark auf den Muttermund und können die Bauchmuskeln überdehnen.

Der reinigende Aspekt des regulären Kundalini-Yoga tritt in den Hintergrund, dafür wird mehr Wert auf die harmonisierende und nervenstärkende Wirkung gelegt.

Wann steige ich ein?

Sie können jederzeit während der Schwangerschaft mit dem Yoga beginnen. In den ersten Monaten der Schwangerschaft stellt sich der

Körper mit Hilfe von Schwangerschaftshormonen auf das Kind ein. Es kann sein, dass Sie sich müde oder unausgeglichen fühlen. Das Yoga schenkt Ihnen während dieser Zeit innere Ruhe und wirkt nervenstärkend.

Wenn dann der Bauch sichtbar wird und Sie die ersten Kindsbewegungen fühlen, hilft das Yoga Ihre Selbstwahrnehmung zu stärken und die Beziehung zu Ihrem Baby zu intensivieren.

In den letzten Monaten der Schwangerschaft wirkt das Yoga stärkend und unterstützend auf Ihre Organe, die jetzt teilweise um vierzig Prozent mehr arbeiten müssen. Das Yoga kann außerdem Schwangerschaftsbeschwerden wie Rückenschmerzen, Sodbrennen oder Kopfschmerzen lindern und über die Körper- und Atemübungen auf die Geburt vorbereiten.

Erlebe ich mit Hilfe des Yoga eine glücklichere Geburt?

Die Geburt ist eine große Herausforderung, und niemand wird voraussagen können, wie einfach oder glücklich die Geburt Ihres Kindes sein wird. Wie Sie die Geburtsarbeit erleben werden, ist abhängig von vielen Umständen. Wichtige Faktoren sind die Menschen, die Sie während der Geburt begleiten werden und der Geburtsort, den Sie gewählt haben. Sicher werden auch Ihr körperlicher und seelischer Zustand und das Befinden Ihres Babys Ihr Geburtserleben beeinflussen – und es gibt noch eine Reihe weiterer Faktoren. Selbst wenn Sie all diese Faktoren in Ihre Kalkulation mit einbeziehen würden, werden Sie wahrscheinlich überrascht sein über die Geburtserfahrung, die Sie dann tatsächlich machen werden.

« Die größte Tragödie ist, dass jeder dir erzählt, dass er dir das Geheimnis zu deinem Glück liefern kann. Das ist die größte Lüge auf diesem Planeten. Niemand kann jemandem Glück geben, das ist unmöglich. Aber wir sind so eifrig dabei, Glück haben zu wollen, dass wir darauf hereinfallen, wenn jemand sagt, dass er uns Glück verkaufen kann. » Yogaweisheit

Kein noch so gutes System wird Ihnen eine glückliche Geburt garantieren können. Auch das Yoga für Schwangere nicht. Doch wenn Sie regelmäßig Yoga üben, lernen Sie, sich auf Ihren Atem zu konzentrieren. Sie können ihn dann zur Bewältigung der Wehenschmerzen nutzen. Das Schwangerenyoga wird Ihr Körpergefühl stärken. Ein gutes Körpergefühl und die Fähigkeit zur Selbstwahrnehmung sind wichtig, um während der Geburt angemessene und angenehme Körperhaltungen zu finden. Während einer aktiven Geburt geht es gerade darum, sich willentlich entspannen zu können. Bei regelmäßiger Yogapraxis üben Sie, Ihre Mitte wahrzunehmen und bewusst loszulassen. Diese Fähigkeiten können Sie auf die Geburt Ihres Babys übertragen und für das Ertragen jeder einzelnen Wehe nutzen.

Muss ich bestimmte Übungszeiten einhalten?

Es ist ganz Ihnen überlassen, wann Sie üben. Die Hauptsache ist, dass Ihre Yogapraxis in Ihren Tagesablauf passt. Üben Sie so oft es Ihnen möglich ist. Das kann täglich sein oder auch nur alle paar Tage.

Wenn Sie das Yoga morgens praktizieren, hat es den Vorteil, dass Sie den Tag auf eine bewusste und stärkende Weise beginnen. Wenn Sie abends üben, birgt es für Sie die Chance, während der Yogastunde den Tag zu verarbeiten und so vielleicht für einen tiefen Schlaf zu sorgen. Finden Sie für sich die Übungszeit heraus, die Sie persönlich am leichtesten regelmäßig einhalten können.

Brauche ich einen besonderen Übungsort?

Seien Sie nicht zu anspruchsvoll mit der Suche nach dem perfekten Übungsort. Hauptsache ist, dass Sie das Yoga überhaupt praktizieren. Beginnen Sie einfach mit den Übungen! Das kann auch in einem unaufgeräumten Kinderzimmer oder in Ihrem Büro sein. Wichtig ist, dass Sie genügend Platz zum Üben haben. Der Ort, an dem Sie Yoga praktizieren, sollte angenehm warm und gut durchlüftet sein. Übrigens kann man bei warmen Temperaturen auch im Freien üben.

Was brauche ich zum Üben?

- ***Unterlage***
  Es ist angenehmer, wenn Sie nicht auf dem nackten Boden, sondern auf einer Unterlage üben. Das kann eine einfache Decke oder eine Isomatte sein. So richtig stilvoll ist ein Schaffell.

- ***Wolldecke***
  Während der Entspannungsphase nach dem Yoga ist es angenehm, sich mit einer Wolldecke warm zuzudecken.

- ***Kissen***
  Um das Sitzen während der Übungen und der Meditationen zu erleichtern, halten Sie Kissen bereit und probieren Sie mehrere Kissengrößen aus. Übrigens bietet der Fachhandel hierfür spezielle Schwangerschaftskissen an.

- ***Kleidung***
  Tragen Sie wirklich bequeme Kleidung, damit Sie sich dehnen, strecken und bewegen können.

- ***Wasser***
  Trinken Sie während des Übens viel Wasser, Sie unterstützen damit die Wirkung der einzelnen Übungen.

- ***Uhr mit Sekundenzeiger***
  So können Sie sich gut orientieren und die Übungszeit einhalten.

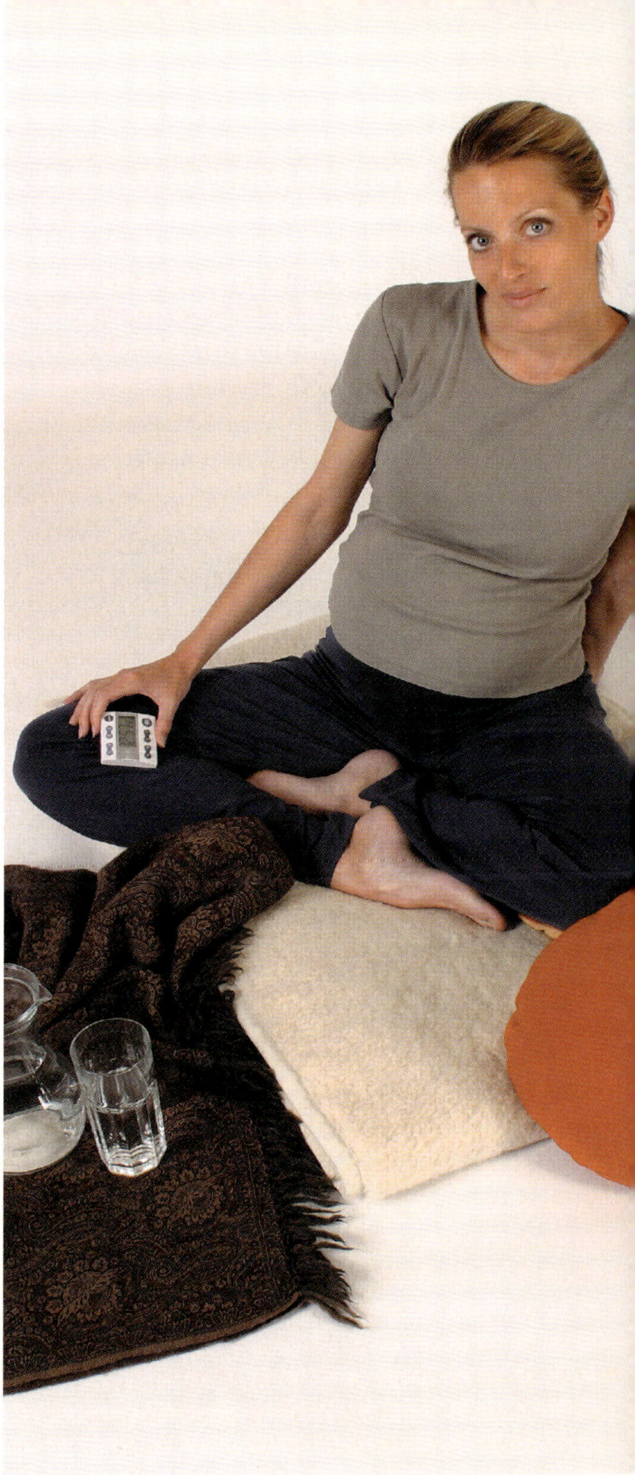

Wie benutze ich dieses Buch?

In diesem Buch finden Sie eine Kundalini-Yoga-Übungsreihe speziell für Schwangere. In der angegebenen Reihenfolge ausgeübt, wirkt dieses so genannte Yogaset aufheiternd, stärkend, erfrischend und belebend. Die Übungsreihe besteht aus zehn Übungen, die Sie natürlich alle auch einzeln ausprobieren können.

Jede Übung ist am Ende jedes Yoga-Kapitels mit Wirkungsweise und Ausführung genau beschrieben. Zu Beginn jedes Kapitels wird mit einfachen Worten das Organ oder das Organsystem, an dem die einzelne Yogaübung arbeitet, erklärt. Die Veränderungen der Organe während der Schwangerschaft werden ebenfalls erläutert.

Auch die yogische Sichtweise wird vorgestellt. Viele Tipps rund um Schwangerschaft und Yoga runden jedes Kapitel ab. Ziel ist es, Ihnen Ihren Körper und seine Wandlungen verständlich zu machen und nahe zu bringen.

Am Ende des Yogateils finden Sie eine Zusammenfassung der Übungen. Es folgen Anleitungen für die Entspannungsphase nach dem Yoga, einschließlich zweier Phantasiereisen. Am Ende des Buches werden zwei einfache Meditationen vorgestellt, die besonders für Schwangere geeignet sind.

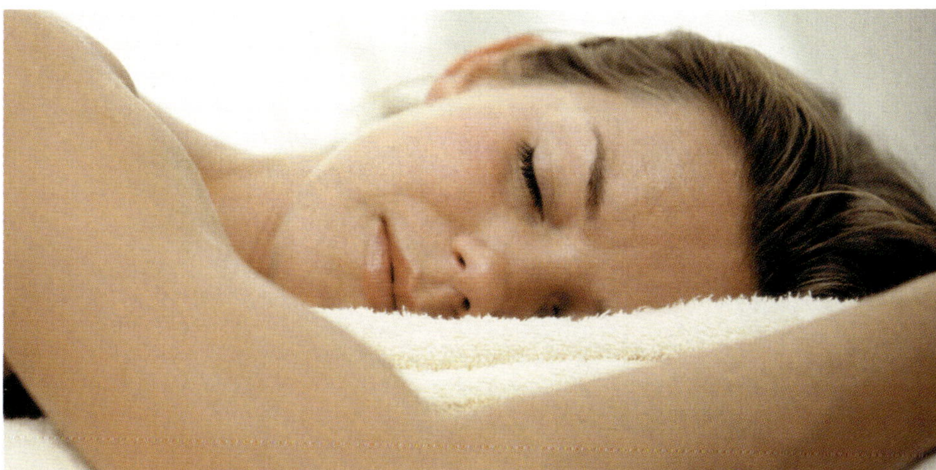

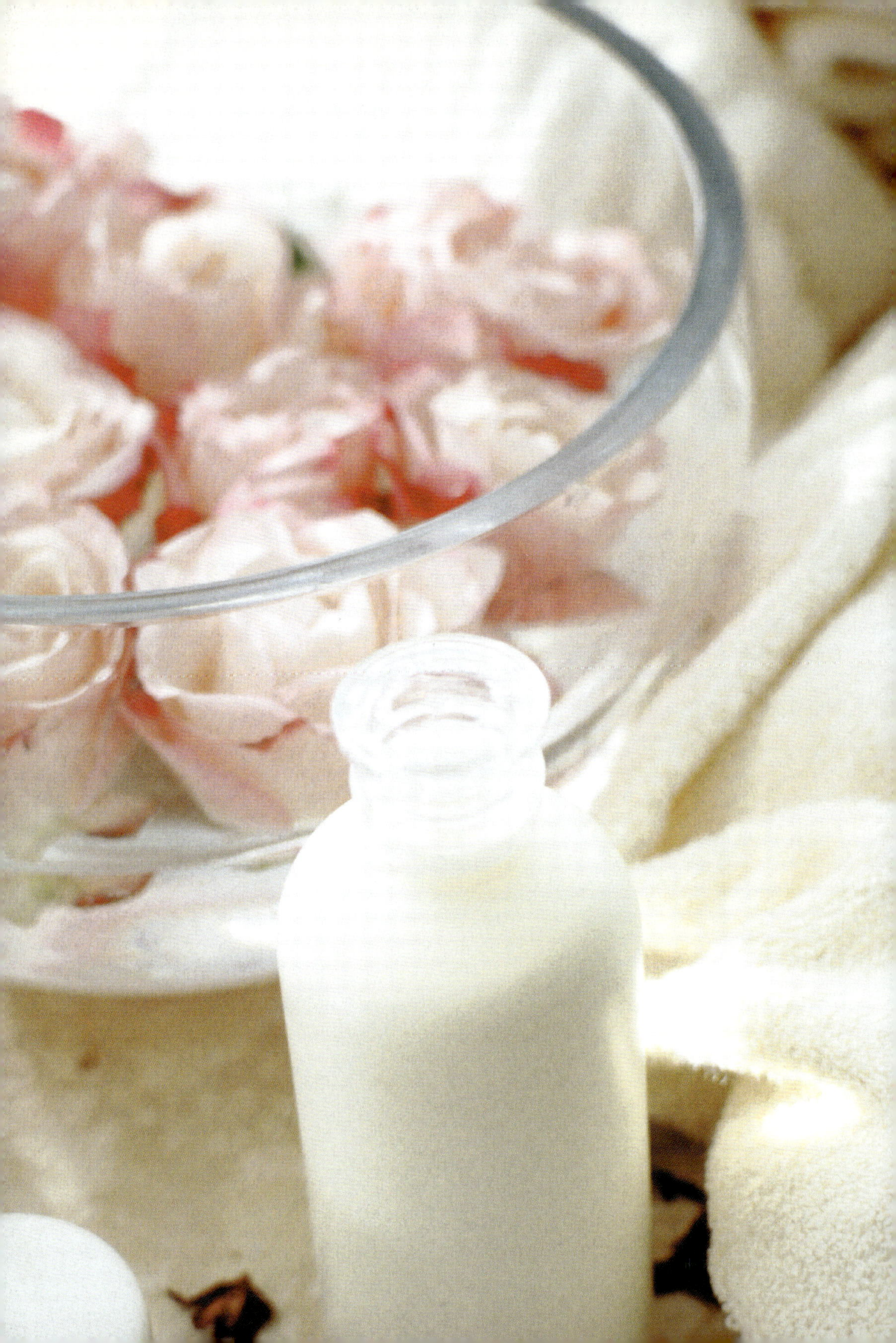

KAPITEL 2 | *Wichtige Erläuterungen zum Yogateil dieses Buches*

Chakras, Düfte, Edelsteine

In beinahe jedem Kapitel des Yogateils finden Sie einen Hinweis auf das Chakra, auf den entsprechenden entspannenden Duft aus der Aromatherapie und auf einen den Prozess unterstützenden Edelstein.

Hier können Sie nachlesen, was es mit Düften, Edelsteinen und Chakras auf sich hat und weshalb sie in der Yogalehre und Yogatherapie eine zentrale Rolle spielen.

Die Chakras

Chakra ist ein Begriff aus dem Sanskrit und bedeutet *Kreis, Rad* oder *Wirbel*. Die Chakras sind nämlich keine anatomisch festlegbaren Zentren, sondern Energiekreise oder Wirbel im feinstofflichen Bereich. Im Körper eines Menschen kommen ungefähr 88 000 Chakras vor. Die meisten sind jedoch sehr klein. Es gibt etwa vierzig größere Chakras, die so genannten Nebenchakras.

Die sieben Hauptchakras werden entlang der Wirbelsäule vom Steißbein bis hin zum Scheitelpunkt des Kopfes lokalisiert. Ihre genaue Festlegung ist aber nicht möglich, denn jeder nimmt sie woanders wahr. Ihr Ort ist nur durch eigene Erfahrung zu bestimmen. Jedes dieser Hauptchakras beeinflusst bestimmte Organe, Drüsen und emotionale Zustände. Die fünf unteren Chakras sind Zentren, die jeweils mit einem Element verbunden sind, also mit für uns wahrnehmbarer Materie. Das sechste Chakra beeinflusst Gedanken, Visionen und die Intuition. Das siebente Chakra ist der Sitz des göttlichen Bewusstseins.

Alle Chakras verbinden Energiekanäle miteinander. Die Energiekanäle werden Nadis genannt. Das altindische Wort Nadi bedeutet Röhre, Gefäß oder Ader. Bis zu 350 000 Nadis durchziehen den Körper. Durch diese feinstofflichen Gefäße wird Lebensenergie geleitet. Das Sanskritwort für Lebensenergie ist Prana.

Ätherische Öle und feine Düfte

Die Benutzung von ätherischen Ölen ist, so wie Yoga, eine jahrtausendalte Technik. Wie das Yoga regen ätherische Öle die Selbstheilung an und

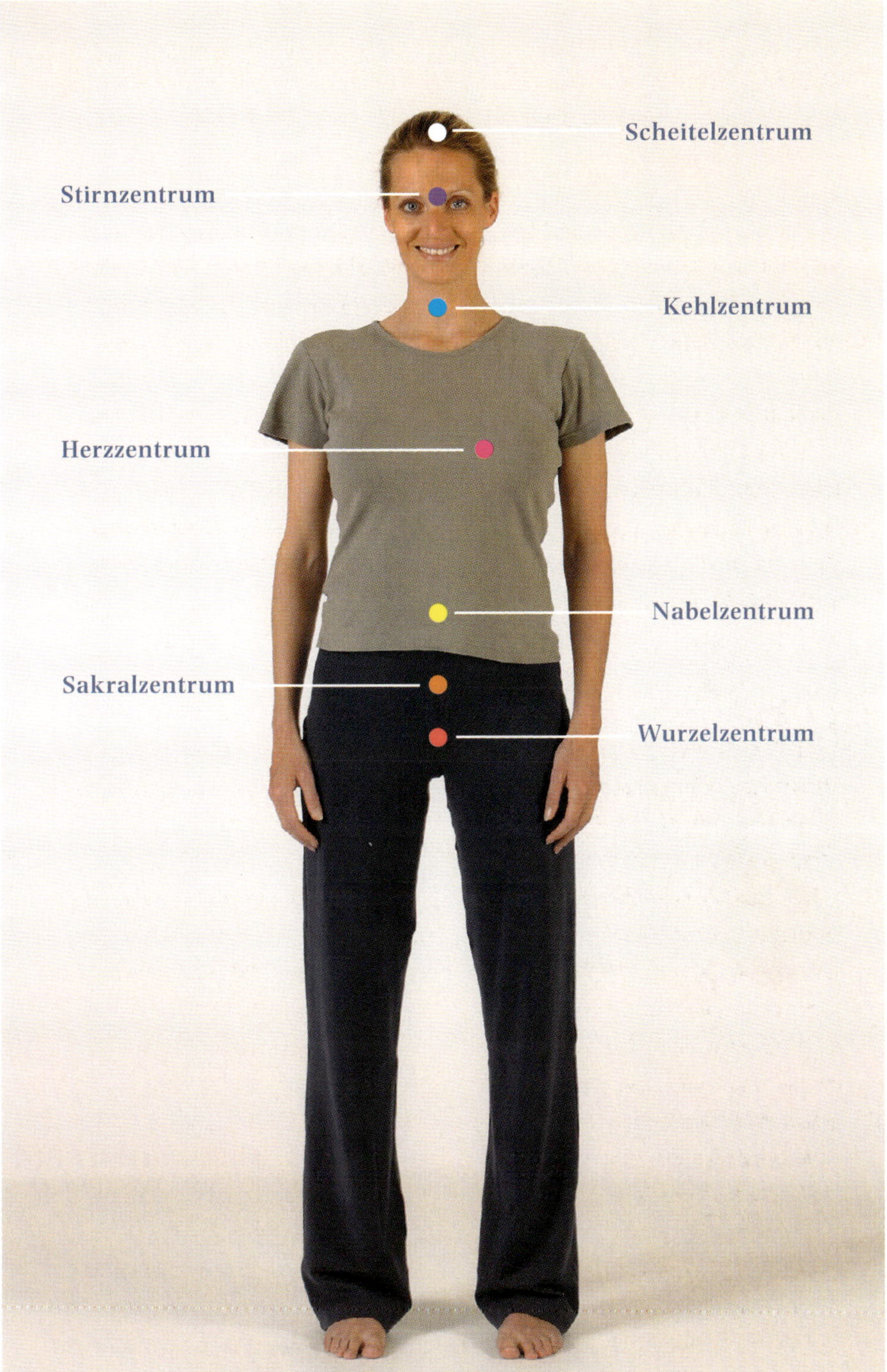
Scheitelzentrum
Stirnzentrum
Kehlzentrum
Herzzentrum
Nabelzentrum
Sakralzentrum
Wurzelzentrum

stärken die Lebenskraft. Die Yogaübungen können in ihrer Wirkung verstärkt werden. Deshalb begleiten und vertiefen feine Pflanzendüfte so manche Yogastunde. Einige Öle wirken heilend auf bestimmte Chakras. Die Heilrichtung, die sich mit ätherischen Ölen befasst, nennt man Aromatherapie. In Frankreich, dem Land der Düfte, kann man die Aromatherapie übrigens an Universitäten studieren. Aromatherapeuten warnen jedoch immer wieder vor dem unsachgemäßen Umgang mit den Ölen. Deshalb hier die wichtigsten Dinge, die Sie bei der Anwendung von ätherischen Ölen beachten müssen.

- Die in diesem Buch vorgestellten Öle und Düfte sind in der Regel von Schwangeren gut verträglich. Gehen Sie einfach Ihrer Nase nach. Verursacht ein Duft Ihnen Übelkeit und können Sie ihn einfach nicht riechen, verzichten Sie lieber auf das Öl.

- Weniger ist mehr. Je feiner der Duft dosiert ist, desto stärker wirkt er auf die Seele. Geben Sie höchstens fünf Tropfen in das mit Wasser gefüllte Schälchen einer Duftlampe. Und höchstens zehn bis zwanzig Tropfen ätherischen Öls auf einhundert Milliliter fettes Öl (z. B. Mandelöl).

- Die ätherischen Öle sind die Essenz der Pflanze. Man braucht eine große Menge an Pflanzen, um ausreichend ätherisches Öl zu erhalten. Für einen Liter ätherisches Rosenöl werden fünftausend Kilogramm Rosenknospen benötigt! Deshalb hat ätherisches Öl seinen Preis. Die im Buch empfohlenen ätherischen Öle von Jasmin und Rose sind recht teuer. Preiswerter ist es, wenn Sie einen Milliliter ätherisches Öl auf zehn Milliliter Weingeist geben und diese Mischung der Duftlampe oder dem fetten Öl zufügen.

- Wichtig ist es, reine und qualitativ hochwertige Öle zu erwerben. Die Inhalation der Öle verfehlt ansonsten ihre Wirkung und kann sogar schädlich sein. Besorgen Sie Ihre Öle daher unbedingt in einem Naturkostladen, der Waren aus kontrolliertem biologischem Anbau anbietet. Die qualitativ besten Öle werden u. a. von den Firmen «Primavera» und «Bergland» vertrieben.

- Es gibt ätherische Öle, die während der Schwangerschaft tabu sind. Auf Anraten von Aromatherapeuten werden sie an dieser Stelle genannt, denn einige der Öle sind uns als Gewürze aus der Küche gut bekannt und scheinen uns deshalb harmlos. Die Wirkung dieser hoch konzentrierten Öle läuft jedoch den körperlichen Gegebenheiten und Bedürfnissen einer schwangeren Frau zuwider, und einige der Öle können sogar giftig wirken. Gewarnt sei vor den ätherischen Ölen von: *Basilikum, Anis, Fenchel, Kampfer, Muskat, Nelke, Oreganum, Majoran, Thymian, Wacholder, Ysop, Wermut und Thuja.* Wohlgemerkt, es geht um die ätherischen Öle dieser Kräuter. Als Küchengewürze oder als Gemüse können Sie die Pflanzen auch während der Schwangerschaft unbeschwert genießen.

Edelsteine

Indien ist reich an Edelsteinvorkommen. Die Steine der Antike zum Beispiel kamen fast alle aus Indien. In der indischen Heilkunst, der Ayurveda, spielen Edelsteine eine bedeutende Rolle. Indische Weise, Ärzte und Priester empfehlen den Gebrauch von Edelsteinen bei körperlichen und seelischen Problemen. Sie behaupten, dass kostbare Steine nicht wegen ihres Geldpreises so exquisit seien, sondern wegen ihrer Heilkraft. Von starker Bedeutung ist hier unter anderem die Farbe der Steine. Edelsteine werden eingesetzt, um die Chakras auszubalancieren und zu stärken.

Es gibt immer noch ayurvedische Ärzte, die sich auf das Pulverisieren von Edelsteinen verstehen, um aus ihnen Medikamente herzustellen, die man einnehmen oder als Heilsalben verwenden kann. Wenn Edelsteine am Körper getragen werden, dann nicht nur, um den Reichtum des Schmuckträgers zu demonstrieren, sondern auch, damit die Heilkraft des Steines zum Wirken kommt. Ein Diamant am Ringfinger zum Beispiel soll den Körper mit Sonnenenergie versorgen und die Gesundheit und die Kraft seines Trägers verbessern.

Eine *Mala* ist eine Meditationskette, die meist aus Perlen von Edelsteinen besteht. Man berührt die einzelne Perle und sagt ein *Mantra.* Mantra bedeutet «Projektion des Geistes» und ist eine yogische Klangformel. Die Heilkraft des Steines wirkt noch intensiver, wenn sie von einem Mantra unterstützt wird.

Wenn Ihnen einer der empfohlenen Steine zusagt, können Sie sich einen Ring oder einen Anhänger aus dem Stein besorgen. Achten Sie darauf, dass der Stein nur an den Seiten eingefasst und seine Unterseite frei ist. Das Kundalini-Yoga empfiehlt übrigens, Ringe nicht am Mittelfinger zu tragen, denn er steht für das

Lernen und sollte möglichst frei von Schmuck bleiben.

Sie können den Stein auch in polierter oder unbearbeiteter Form in Ihrer Nähe haben, z. B. am Arbeitsplatz und im Schlafzimmer auf dem Nachttisch oder unter dem Kopfkissen. Vielleicht möchten Sie Ihren Stein auch bei sich tragen. In der Tasche eines Kleidungsstückes können Sie ihn immer wieder berühren und als Anker für Stärke, Trost und Geborgenheit benutzen.

Die Atmung

Die Atmung spielt eine zentrale Rolle in der Yogalehre: Die Tiefe des Atems ist das Maß für Lebensenergie. Emotionen wie zum Beispiel Lust, Wut, Freude und Trauer drücken sich unter anderem durch die Atmung aus, und auch Zustände wie Klarheit und Ruhe werden von bestimmten Atemmustern begleitet.

Die Atmung funktioniert einerseits unbewusst – andererseits können wir sie aber auch bewusst steuern. Die Art und Weise, wie ein Mensch atmet, ist zum Teil durch seine Gene, sein Temperament und durch seine Entwicklung bestimmt. Hauptsächlich ist die Art zu atmen allerdings angelernt. Wir lernen schon in der frühen Kindheit, wie wir den Atem regulieren können, das bedeutet, dass der Atem unsere emotionale Haltung zum Leben ausdrückt. Viele Menschen atmen deshalb nicht korrekt. Die erste Aufgabe eines Yogaschülers oder einer Yogaschülerin ist deshalb, Bewusstsein für seine / ihre Atmung zu entwickeln. Durch die in diesem Buch angeregten Yogaübungen können Sie Ihre Atmung so verbessern, dass Sie mehr Kraft und Ruhe in Ihrem Leben erlangen.

Die Lehre des Yoga sagt, dass der Atem einen subtilen und einen groben Aspekt hat. Das Grobe ist der Sauerstoff, den wir einatmen. Der feine Aspekt des Atems ist die Aufnahme von Prana, also von Lebenskraft. Prana energetisiert Körper und Geist. Die Menge, die Qualität und Zirkulation von Sauerstoff und Prana schaffen die Grundlage für ein vitales und kreatives Leben.

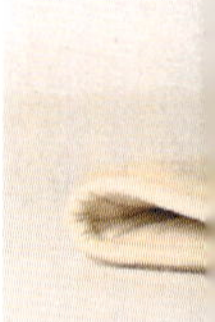

Die richtige Technik

Um richtig zu atmen, müssen Sie die drei Bestandteile des vollen Atems beachten. Erstens das *Atmen in den Bauch* oder die untere Region des Körpers. Zweitens das *Atmen in die Brust* oder die Körpermitte. Drittens das *Atmen in den oberen Körperbereich* oder die Schultern.

- Die Yogalehre kennt viele Atemtechniken. Wenn nicht anders angegeben, wird während einer Yogaübung oder einer Meditation grundsätzlich durch die Nase ein- und ausgeatmet. Dadurch werden zwei feinstoffliche Energiekanäle, die ihren Ursprung an der Nasenwurzel haben, stimuliert und ausbalanciert. Diese so genannten *Nadis* heißen *Ida* und *Pingala*. Ida wirkt kühlend und beruhigend und Pingala erhitzend und aktivierend. Wenn beide gleichmäßig stimuliert werden, findet man leichter in seine Mitte.

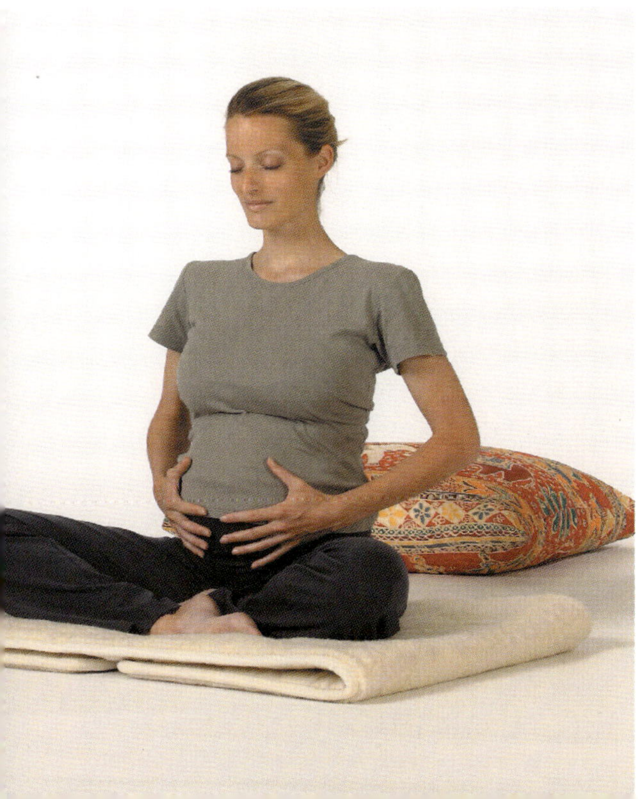

- Ein voller Atem beginnt damit, dass man den Bauch füllt, dann die Brust weitet und am Ende in den oberen Brustbereich und die Schultern atmet. Atmen Sie in umgekehrter Reihenfolge vollständig wieder aus.

- ***In den Bauch atmen***
  Sitzen Sie sehr gerade. Lassen Sie Ihren Atem ruhig fließen. Konzentrieren Sie sich nun auf den Bereich um Ihren Bauchnabel und legen Sie hierfür die Hände unter den Bauchnabel. Nehmen Sie einen tiefen und langen Atemzug und bewegen Sie gleichzeitig den entspannten Bauch nach vorne gegen Ihre Hände. Wenn Sie ausatmen, ziehen Sie Bauch und Hände ganz sanft in Richtung Wirbelsäule. Für eine Schwangere ist die Bauchatmung relativ einfach zu erlernen: Stellen Sie sich vor, dass Sie zu Ihrem Kind hin atmen.

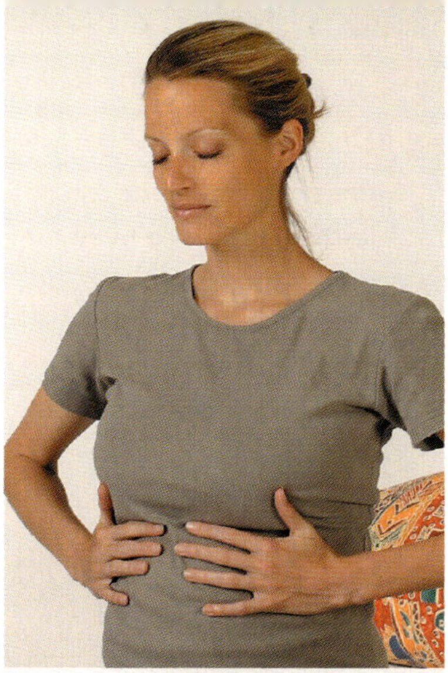

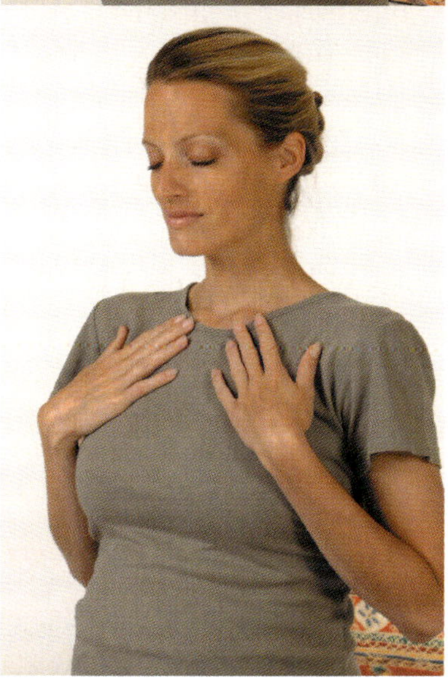

- ***In die Brust atmen***
  Wenn Sie gut in den Bauch atmen können, konzentrieren Sie sich auf Ihren Brustraum und platzieren Sie Ihre Hände auf Ihre Rippenbögen unter den Brüsten. Atmen Sie nun in Ihre Hände und spüren Sie, wie Ihr Brustkorb sich mit dem Einatmen weitet und mit dem Ausatmen wieder zusammenzieht.

- ***In die Schultern atmen***
  Nun legen Sie Ihre Hände auf Ihren oberen Brustbereich, sodass sich Ihre Finger links und rechts unter den Schlüsselbeinen befinden. Nehmen Sie die Atembewegungen unter Ihren Händen wahr.

- Lösen Sie die Hände und legen Sie sie entspannt auf Ihren Knien ab. Atmen Sie nun ganz bewusst lang und tief in den Bauch, füllen Sie dann den Brustkorb bis hin zu den Schultern mit Luft. Atmen Sie lang und tief wieder aus. Sie werden mit dem Einatmen ganz weit und finden mit dem Ausatmen Ihre Mitte. Diese Form der Atmung versorgt Sie optimal mit Sauerstoff und Prana. Atmen Sie immer wieder zu Ihrem Baby hin und stellen Sie sich vor, dass Sie Ihrem Kind mit dem Atem auch Ihre Liebe und Aufmerksamkeit schicken.

Tipps

Wenn Ihnen diese Art zu atmen noch schwer fällt, legen Sie sich einfach ein Buch auf den Bauch. Mit dem Einatmen wird das Buch in Richtung Decke geschoben, mit dem Ausatmen senkt es sich wieder.

Tipps

- Wenn Sie für fünf Minuten nur durch das linke Nasenloch atmen, wirkt das beruhigend und entspannend.
- Fünf Minuten Atmung durch das rechte Nasenloch erfrischt und macht wach.
- Schließen Sie mit dem Daumen das Nasenloch, durch das Sie nicht atmen.

Vorteile der langen und tiefen Atmung

- Optimale Versorgung mit Sauerstoff und Lebensenergie
- Gute Wirkung auf das Gehirn und auf das Nervensystem. Man kann mit Krisensituationen besser umgehen.
- Antidepressive Wirkung: Man fühlt sich positiver, klarer und mutiger.
- Das lange und tiefe Atmen in den Bauchraum hat eine stimulierende und entspannende Wirkung auf alle sich in ihm befindenden Organe.
- Das Kind wird auf sanfte Art massiert.

Geburtsatmung

In Angst machenden Situationen halten die meisten Menschen den Atem an. Das kann auch während der Geburt passieren. So ein Verhalten macht den Geburtsschmerz intensiver, denn die Gebärende verspannt sich, atmet nur ungenügend aus und zu wenig Sauerstoff ein. Die mit Sauerstoff unterversorgte Muskulatur verkrampft sich, die Muskelspannung verstärkt den Schmerz und die Angst wächst. Bald befindet sich die werdende Mutter in einer Spirale von Angst, Spannung und Schmerz.

Deshalb ist es wichtig, während einer Wehe ganz bewusst auszuatmen, loszulassen und leer zu werden. Mit dem Einatmen fließt dann ganz automatisch genügend Sauerstoff in den Körper und versorgt jede Körperzelle und auch das Kind ausreichend mit Energie. Sie können diese bewusste Form der Geburtsatmung während der ersten Yogahaltung, dem Herzöffner (siehe S. 38), üben.

- Die Geburtsatmung ist anders als die Grundatmung des Yoga. Atmen Sie durch die Nase ein und tief durch den Mund aus. Während einer Wehe können Sie sich vorstellen, dass Sie alle Anspannung ausatmen. So wird die Atmung zu einem guten Ventil für Schmerz und Anstrengung.

- Während der Pause zwischen zwei Wehen atmen Sie bewusst zu Ihrem Kind hin. Entspannen Sie sich und stellen Sie sich vor, dass Sie Ihr Kind mit Sauerstoff versorgen. Auch das können Sie nach jeder Yogaübung üben.
- Das Tönen, also das Summen mit offenem Mund, unterstützt eine gleichmäßige Ausatmung. Auch das Singen ist ein wunderbares Atemtraining. Singen Sie während der Zeit der Schwangerschaft, wann immer Sie können und mögen. Vielleicht glauben Sie, dass Sie nicht schön singen können. Seien Sie aber sicher: Ihr Kind wird Ihre Stimme nach der Geburt wieder erkennen und lieben!

Der richtige Sitz während des Yogas

In vielen Kulturen dieser Welt sitzen die Menschen auf dem Boden. Die Menschen in den westlichen Zivilisationen haben diesen Bodenkontakt meist im Kindergartenalter verlernt und spätestens während der Schulzeit ganz verloren. Während dieser Zeit haben sie sich angewöhnt, auf Stühlen zu sitzen. Und so ist es für viele angehende Yogaschüler nicht einfach, vom Stuhl auf den Boden zurückzukehren. Die Bänder, Muskeln und Gelenke haben sich dem Sitzen auf dem Stuhl angepasst.

Vielleicht gehören Sie zu den Frauen, die sich trotzdem gleich im Schneidersitz wohl fühlen. Wenn nicht, dann seien Sie geduldig mit sich. Falscher Ehrgeiz ist unangebracht. Benutzen Sie Kissen als Sitzhilfe oder probieren Sie einige der Yogaübungen gleich auf dem Stuhl sitzend aus und gewöhnen Sie sich Schritt für Schritt an den Boden.

Bei allen Sitzformen, ob Sie nun erst mal auf einem Stuhl, im Fersensitz oder schon im Schneidersitz sitzen, sollten Becken und Beine eine solide Basis bilden, sodass sich die Wirbelsäule darauf aufrichten und quasi nach oben wachsen kann. Dabei ist das Gewicht auf beide Gesäßhälften verteilt, die Wirbelsäule richtet sich auf, und der Schultergürtel sinkt nach hinten unten.

«Indem der Mensch sich in einen Sitz mit gekreuzten Beinen niederlässt, entdeckt er den Wurzelraum seines Daseins. Dies aber bedeutet zweierlei: Der Wurzelraum ist der Raum, auf den man sich niederlassen und verlassen kann, der trägt und einem, vorausgesetzt, dass man sich ihm anvertraut, das Gefühl eines sicheren Halts vermittelt. Zum anderen ist es der Raum, aus dem man hervorwächst. Und je tiefer man in ihm Wurzeln schlägt, umso deutlicher spürt man, dass es einen wie von selbst nach oben wachsen lässt.» Lama A. Govinda

So sitzen Sie richtig

- Setzen Sie sich mit gekreuzten Beinen auf Ihre Unterlage. Ziehen Sie mit den Händen das Gesäß nach hinten und außen.
  Beide Knie sind auf einer Linie und sollten sich auf einer Höhe mit dem Beckengürtel, am besten sogar unterhalb des Beckengürtels befinden. Das Becken ist so vorgeschoben, dass Sie auf Ihren Sitzbeinhöckern sitzen und Ihre Wirbelsäule aufrichten können.

- Die Sitzbeinhöcker können Sie links und rechts am Beckenausgang wahrnehmen, und Sie spüren sie besonders gut, wenn Sie aufrecht sitzen. Heben Sie Ihren Brustkorb an und lassen Sie Ihre Schultern nach hinten sinken und schwer werden. Der Nacken ist lang und entspannt. Das Kinn ist zum Hals gezogen, während der Kopf gerade bleibt. Ihr Unterkiefer ist locker. Entspannen Sie ganz bewusst Ihr Gesicht.

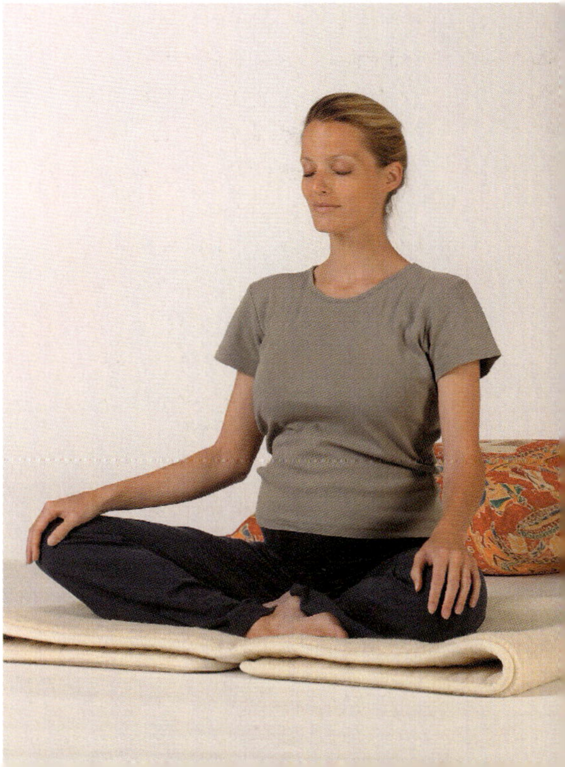

Bitte beachten Sie:

- Einige Menschen können nicht sitzen, weil sie verletzte Fußgelenke haben. Bei Bänderzerrungen oder Verstauchungen gehen Sie bitte behutsam mit Ihren Fußgelenken um, dehnen Sie diese regelmäßig und unterstützen Sie sie mit Kissen, auch wenn die Verletzung schon einige Zeit zurückliegt.

- Bei einigen Menschen sind das Hüftgelenk und der Bandapparat so beschaffen, dass sie ihre Knie nie zum Boden senken werden können. Nehmen Sie sich in diesem Fall einfach Kissen zur Hilfe, sodass Sie bequem sitzen und gleichzeitig Ihre Wirbelsäule gerade aufrichten können.

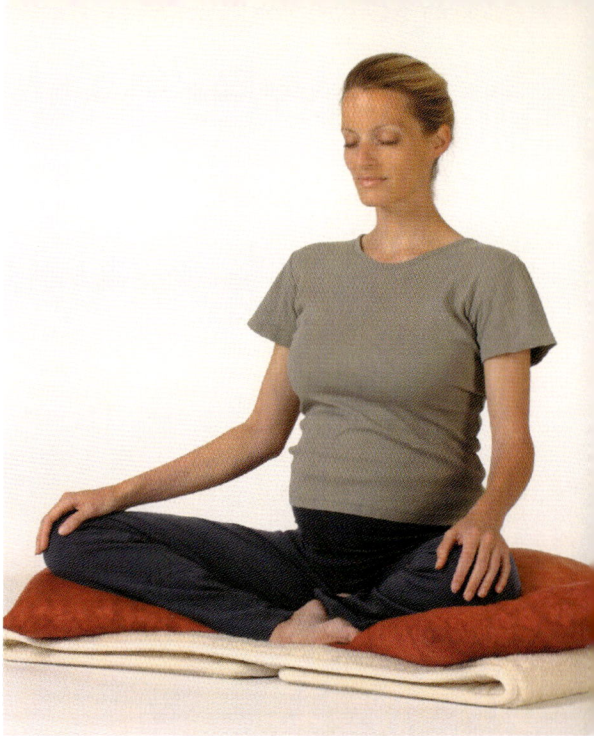

- Bei Knieschäden unterstützen Sie die Knie unbedingt mit Kissen.

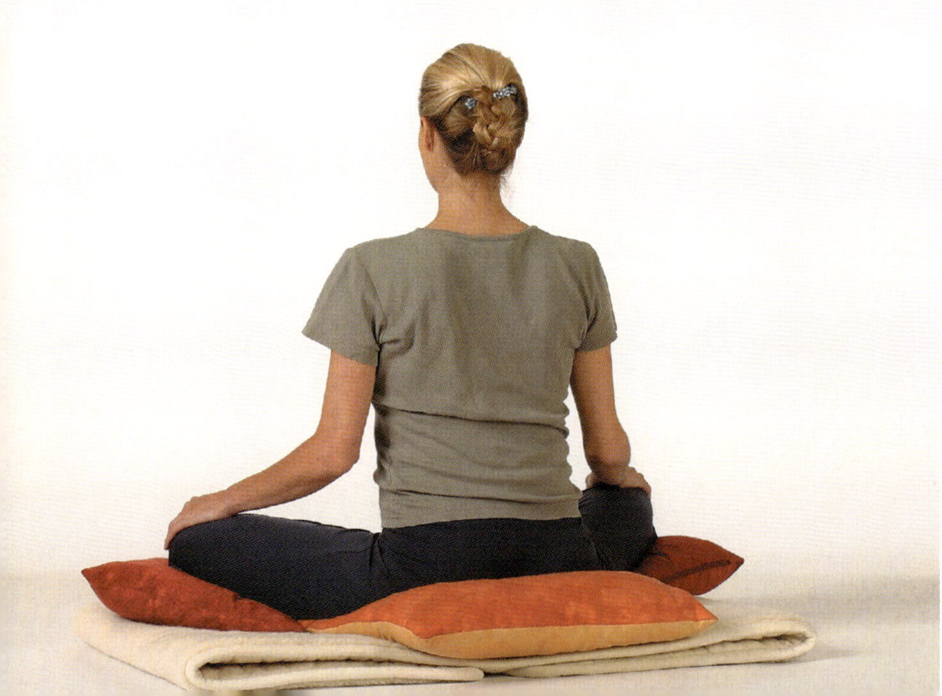

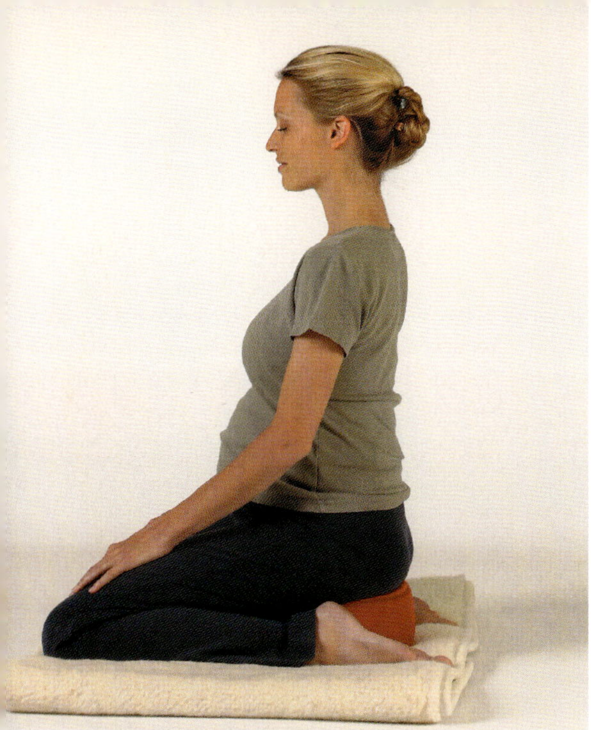

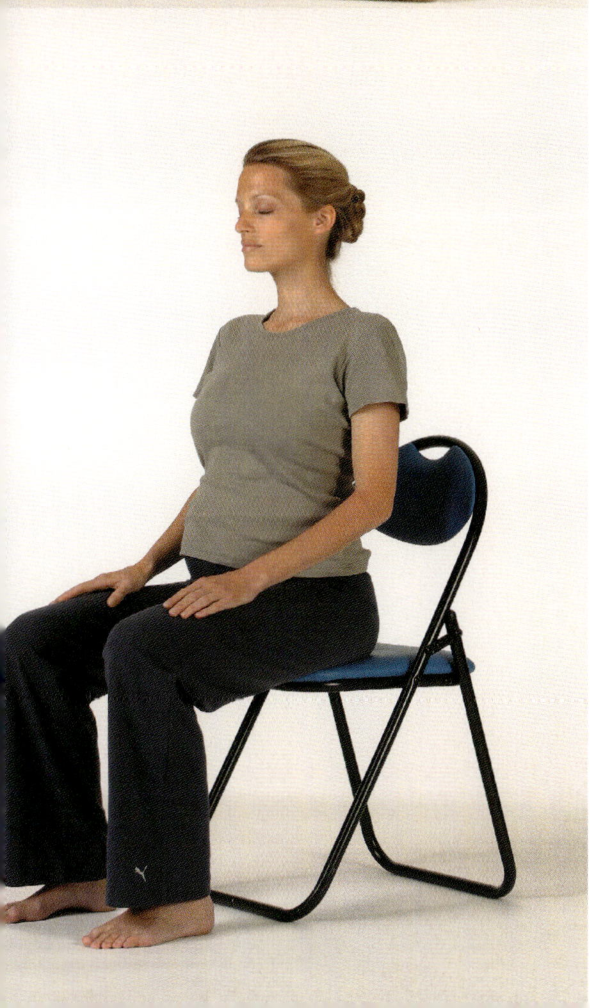

- Sie können viele der Übungen im Fersensitz oder auf einem Stuhl sitzend praktizieren.

«Jemand fragte mich einmal: ‹Wenn ich bei einem Zen-Meister in die Lehre gehen würde, was hätte ich nach zehn Jahren gelernt?› Ich sagte: ‹Nach zehn Jahren hätte er dir beigebracht, wie man sitzt. Das ist alles. Mit diesem Wissen besäßest du jedoch alles Wissen des Universums. Wenn du lernst, richtig zu sitzen, dann kannst du auch richtig stehen und gehen. Dann weißt du, wie man richtig spricht und mit anderen kommuniziert. Dann kannst du alles schaffen. Und auch zerstören, was du zerstören willst.›»
Yogi Bhajan

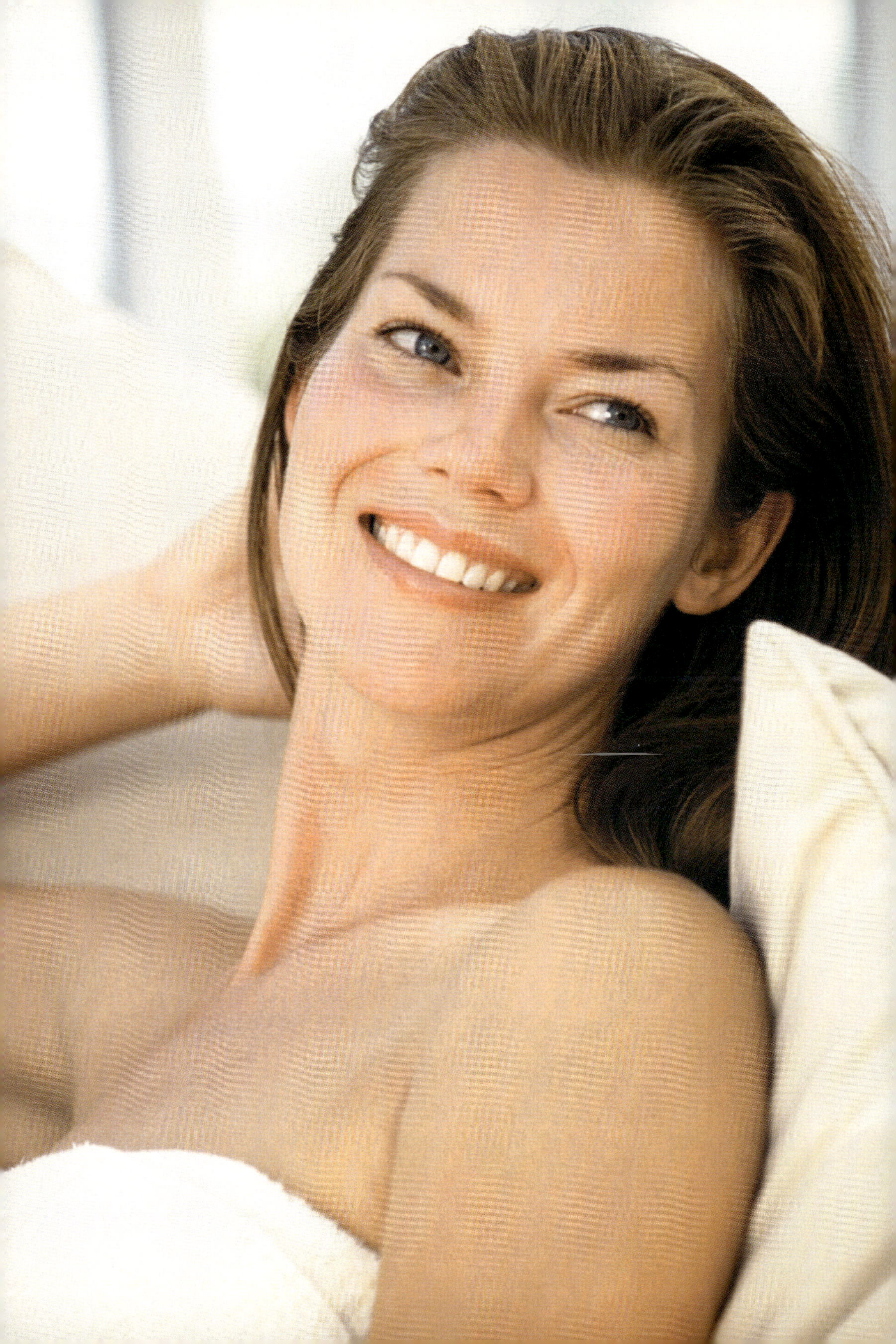

Kapitel 3 | *Yoga zur Verbesserung des Wohlbefindens*

Einstimmung

Bevor Sie mit den Übungen beginnen, ist es eine yogische Sitte, sich auf das Yoga einzustimmen, denn es ist mehr als nur eine Sportart. Vielmehr geht es darum, sich zu sammeln, die Mitte zu finden und ruhiger zu werden. Durch die Einstimmung verstärken Sie außerdem die Wirkung der Übungen.

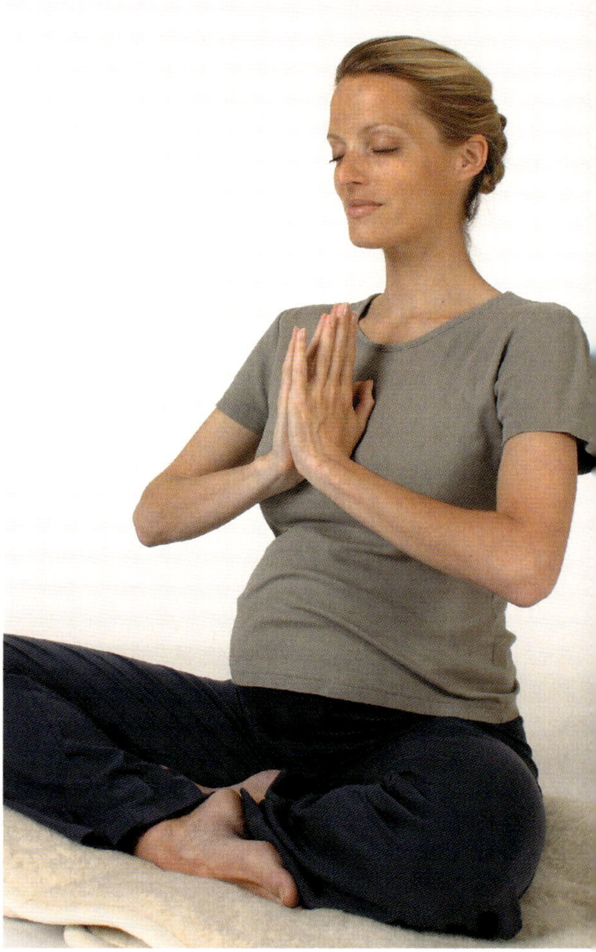

Ausführung

- Sitzen Sie mit gekreuzten Beinen und richten Sie Ihre Wirbelsäule gerade auf. Schieben Sie Ihr Becken vor, sodass Sie auf Ihren Sitzbeinhöckern sitzen. Die Sitzbeine befinden sich links und rechts neben Ihrem Beckenausgang. Wenn Sie unbequem sitzen, schieben Sie einfach ein Kissen unter Ihr Gesäß.
- Richten Sie den mittleren Teil der Wirbelsäule gerade auf und heben Sie Ihre Brust an.
- Entspannen Sie die Schultern und richten Sie Ihre Halswirbelsäule so auf, dass Sie das Gefühl haben, dass Ihr Kopf über Ihrer Wirbelsäule thront oder schwebt.
- Legen Sie Ihre Handflächen in Gebetshaltung vor der Brust zusammen, sodass die Daumen das Brustbein berühren. Die kleinen Finger sind etwas abgespreizt.

Atmung und Konzentration

- Schließen Sie die Augen und konzentrieren Sie sich innerlich auf den Punkt zwischen den Augenbrauen. Atmen Sie ein paar Mal lang und tief in den Bauch ein und aus.

Wie Sie die Wirkung verstärken können

- Sie können zur Einstimmung ein Mantra singen. Nehmen Sie die Haltung ein, die zuvor beschrieben wurde. Atmen Sie tief ein und singen Sie dreimal das Mantra «*Ong Namo – Guru Dev Namo*».

Ong Namo wird übersetzt mit *Ich begrüße allumfassende Kreativität. Guru Dev Namo* bedeutet *Ich begrüße unendliche Weisheit.*
Gu – Ru heißt *Dunkel – Licht.*

- Es werden in einem Wort vermeintliche Gegensätze verbunden. Durch das Vereinen von Gegensätzen entsteht Weisheit. Guru ist keine Person, sondern bedeutet einfach Weisheit und ist nach der Lehre des Kundalini-Yoga in unserem Leben immer da, um uns zu unterstützen und zu dienen.

«Guru ist Bewusstsein und keine Person. Lass hier keine Missverständnisse entstehen. Wo ist der Guru? Überall. Wenn dir jemand die Wahrheit sagt, das ist Guru. Vergiss die Person, die spricht. Die tatsächliche Führung ist das wahre Wort und die richtige Schwingung.» Yogi Bhajan

Herz und Lunge

Funktion

Das Herz ist die zentrale Pumpe unseres Kreislaufs, die den Körper mit Sauerstoff und Nährstoffen versorgt. Stoffwechselprodukte und Kohlendioxid werden von den Zellen zu den Lungen transportiert. Das gesunde Herz ist so groß wie eine geschlossene Faust und wiegt ungefähr dreihundert Gramm. Es pumpt in Ruhezeiten circa fünf Liter Blut pro Minute in den Lungen- bzw. Körperkreislauf.

Unsere Lungen sind Teil unseres Atemsystems und arbeiten eng mit dem Herzen zusammen. Sie beliefern das Blut mit Sauerstoff und reinigen es von Kohlendioxid, damit das frische Blut dann mit Hilfe des Herzens durch unseren Körper befördert werden kann.

Veränderungen während der Schwangerschaft

Weil nun Ihr Baby recht kräftig wächst und mehr Blut und Sauerstoff benötigt, muss Ihr Herz besonders in den letzten drei Monaten der Schwangerschaft kräftiger arbeiten und bis zu vierzig Prozent mehr Blutflüssigkeit durch Ihren Körper pumpen.

Auch durch die Lungen wird mehr Flüssigkeit bewegt, und deshalb brauchen Sie mehr Platz im Brustraum. Außerdem atmen Sie nun für zwei, denn der Sauerstoffbedarf des werdenden Kindes wächst von Woche zu Woche. So kann es sein, dass eine Frau im letzten Drittel der Schwangerschaft schon bei geringer Anstrengung kurzatmig wird.

Lassen Sie sich deshalb Zeit und legen Sie öfter mal eine Pause ein, zum Beispiel wenn Sie Treppen steigen. Ihr Körper arbeitet während der Schwangerschaft auch im Ruhezustand mittelschwer.

Dehnen, recken und strecken Sie sich öfter mal, sodass Ihre Hände zur Decke zeigen. Das ist entlastend und wohltuend für Ihr Herz und Ihre Lungen.

Herz und Lunge während der Schwangerschaft aus yogischer Sicht

In der Yogalehre gelten die Lungen und das Herz als die Organe, die das Prana, also Lebensenergie, aufnehmen. Nach den yogischen Lehren ist Prana der Stoff, der den Körper mit all seinen vielen Funktionen am Leben erhält. Prana gibt dem Menschen außerdem die Kraft zu fühlen, zu denken und seine Ziele zu erreichen. Wenn eine schwangere Frau optimal mit Prana versorgt ist, wird sie sich als stärker und zuversichtlicher wahrnehmen. Prana wirkt erfrischend und nährend. Auch das Kind im Mutterleib braucht im Laufe der Schwangerschaft mehr und mehr Prana.

Das Herzzentrum oder vierte Chakra gilt in der Yogalehre als ein wichtiger Energiepunkt. Sein Sanskritname ist *Anahata* und das bedeutet «Nicht Angeschlagen». Das Herzzentrum befindet sich in der Mitte der Brustwirbelsäule und strahlt nach vorne über das physische Herz und die Brust aus. Es ist für jeden Menschen leicht spürbar, der glücklich verliebt ist. Das Herzzentrum macht sich allerdings auch bemerkbar, wenn man trauert. Der Volksmund spricht dann von einem gebrochenen Herzen. Wenn das Herzzentrum hingegen stark und ausbalanciert ist, dann ist man mitfühlend und sicher. Man kann auf die Stimme des Herzens hören, das heißt, man wird wichtige Entscheidungen eher so treffen, dass sie mit dem innersten Fühlen und Denken übereinstimmen.

Das Herzzentrum öffnet sich während der Zeit der Schwangerschaft wie eine Blüte. Viele schwangere Frauen werden empfindsamer und auch empfindlicher. Das ist wichtig, denn schon während der Zeit der Schwangerschaft wächst die Bindung und die Liebe zwischen der werdenden Mutter und ihrem Kind.

*«Ich empfand die Schwangerschaft als etwas, was in der Gebärmutter anfing und sich dann langsam und unausweichlich in meinen Körper, meinen Geist und in mein Herz ausbreitete und hineinspann.»
Hannah Lothrop,
Buchautorin, Geburtsvorbereiterin und Therapeutin*

Tipps

- Die vier Elemente enthalten viel Prana: Saubere Luft, klares Wasser, Sonne und Erde. Tiefes Einatmen von frischer Luft ist genauso wohltuend wie der Aufenthalt an einem Gewässer oder ein Bad in einem sauberen See oder im Meer. Der Geruch von Erde oder ein Sonnenbad vor- oder nachmittags versorgen Sie auf einfache Weise mit Prana.
- Besonders viel Prana ist in frischem Obst, Milch, Wasser, Nüssen und Gemüse enthalten.
- Grün und Rosa sind die Farben des Herzzentrums. Der Anblick von grünen Wiesen und Wäldern, Blüten oder eines rosafarbenen Himmels wirkt deshalb heilend für das Herz.
- Rosafarbene und grüne Edelsteine beruhigen und schützen Ihr Herz. Rosenquarz regeneriert und der Chrysopras schenkt inneren Frieden.
- Rosenduft harmonisiert das Herz und gleicht Gefühlsschwankungen aus. Er ist deshalb in vielen Schwangerschaftsölen enthalten.

Die Yogaübung «Herzöffner»

Wirkung

- Stärkt Herz, Lunge und Nerven
- Intensiviert die Aufnahme von Lebensenergie
- Schützt das Herzzentrum
- Mit Hilfe des Herzöffners können Sie lernen, Herausforderungen anzunehmen und währenddessen innerlich loszulassen.

Ausführung

Sitzen Sie mit gekreuzten Beinen, und richten Sie Ihre Wirbelsäule auf. Heben Sie Ihre Brust. Strecken Sie die Arme dann im 60°-Winkel nach oben. Die Handflächen schauen nach vorne. Die Daumen zeigen zum Himmel. Die restlichen Finger sind so eingerollt, dass sie die Fingerwurzeln berühren.

Halten Sie diese Position für ein bis drei Minuten. Atmen Sie am Ende einmal bewusst ein und aus, lösen Sie die Position und atmen Sie mit

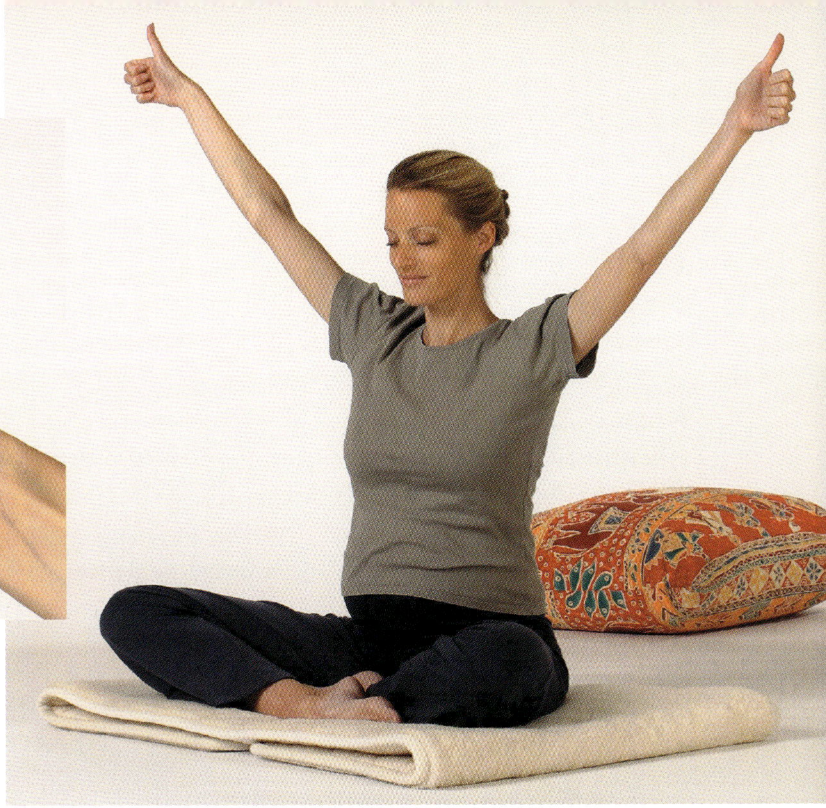

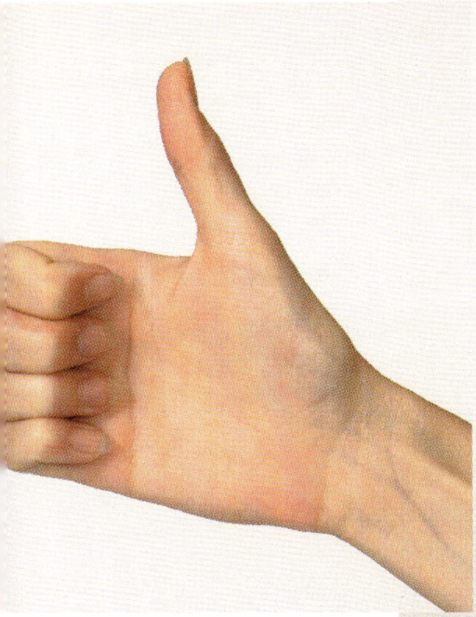

geschlossenen Augen zu Ihrem Kind hin, während Sie entspannt der Übung nachspüren.

Atmung und Konzentration

Konzentrieren Sie sich während der gesamten Übungsdauer innerlich auf die Nasenwurzel (zwischen den Augenbrauen) und atmen Sie lang und tief durch die Nase in den Bauch. Mit dem Einatmen wird der Bauch weiter, mit dem Ausatmen ziehen sich die Bauchmuskeln ein wenig zusammen.

Tipps

- Wenn Sie durch den Mund ausatmen und sich vorstellen, Sie würden behutsam einen Wattebausch über einen langen Tisch pusten oder wenn Sie vielleicht sogar ein langes Aaaaah singen, können Sie mit Hilfe des «Herzöffners» die Geburtsatmung üben. Entspannen Sie dabei bewusst Ihre Stirn, den Mund und den Unterkiefer.
- Achten Sie darauf, dass Sie Ihre Wirbelsäule auf angenehme Weise gerade halten. Legen Sie dazu ein bis zwei Kissen unter Ihr Gesäß, setzen Sie sich auf die Fersen oder auf einen Stuhl.

Rücken und Wirbelsäule

Aufbau und Funktion

Die Wirbelsäule ist der zentrale Teil unseres Knochengerüstes. Sie ermöglicht uns zu stehen, uns zu drehen und zu beugen. Ohne sie würden wir nur liegen und noch nicht einmal kriechen können.

Die Wirbelsäule ist aus mehr oder weniger gegeneinander beweglichen Wirbeln aufgebaut. Sieben Wirbel bilden den Hals, zwölf den hinteren Teil des Brustkorbs und fünf den Lendenbereich. Das Kreuzbein ist der hintere Teil des Beckens und besteht aus fünf zusammengewachsenen Wirbeln. Das Steißbein setzt sich aus vier verkümmerten Wirbelchen zusammen, dem letzten Rest eines vorgeschichtlichen Schwanzes.

Die Beweglichkeit unserer Wirbelsäule wird von den Bandscheiben unterstützt; Bänder und Muskeln stabilisieren die Wirbelsäule. Sie trägt den Kopf, dient der Anheftung der Rückenmuskulatur und umschließt und schützt außerdem unser Rückenmark. Das Rückenmark ist ein außerordentlich wichtiger Teil unseres Nervensystems: die nervliche Verbindung unseres Gehirns zu unserem Körper.

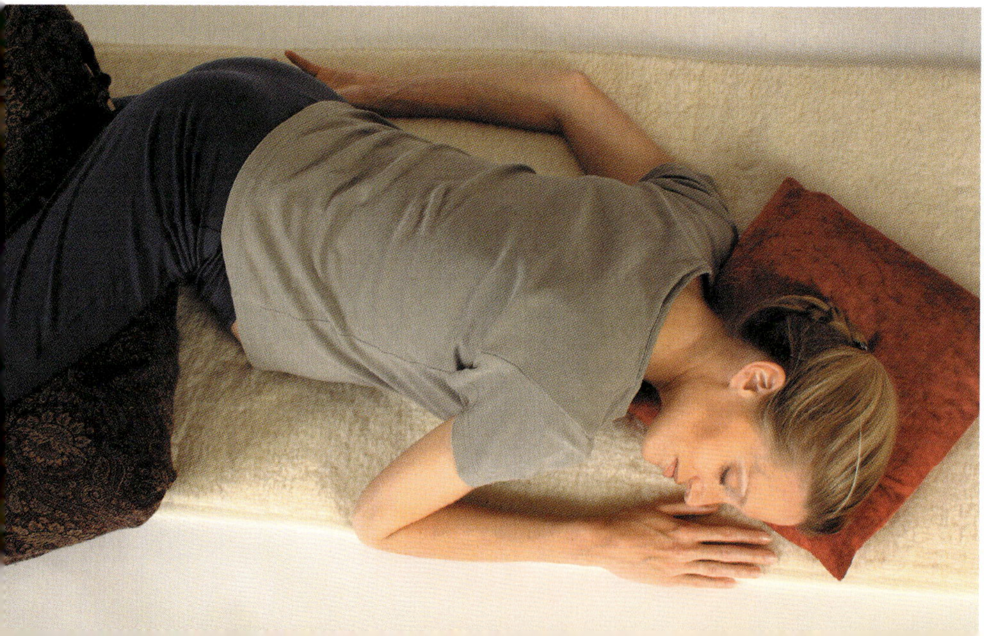

Veränderungen während der Schwangerschaft

Schwangerschaftsbedingte hormonelle Veränderungen wirken sich auch auf den Rücken aus. Die Bänder, die die Wirbelsäule stabil halten, werden weicher. Deshalb können sich die Muskeln leichter verspannen, denn sie umgeben die Wirbelsäule und übernehmen einen Teil der Haltefunktion der Bänder.

Die Gebärmutter ist durch Mutterbänder an der unteren Wirbelsäule, dem Kreuzbein, befestigt. Sie wächst im Laufe der Schwangerschaft, und ihre Haltebänder üben einen Zug auf das Kreuzbein aus. Dadurch kann es zu Schmerzen im unteren Rücken kommen.

Außerdem können Rückenschmerzen entstehen, wenn eine schwangere Frau sich tagsüber einseitig belastet, d. h., wenn sie zu viel gestanden, gesessen oder getragen hat. Manche Frauen leiden bei Stress unter Rückenverspannungen oder weil sie in einer falschen Position schlafen. Es ist deshalb wichtig, dass Sie ein gutes Gefühl für Ihren Rücken entwickeln und sich seiner Kraft und Stabilität bewusst werden. Gleichzeitig sollten Sie Ihrer neuen Empfindsamkeit Rechnung tragen.

Tipps

- Tragen Sie gerade während der Zeit der Schwangerschaft Schuhe, die bequem sind und in denen Sie sich wohl fühlen. Das ist nicht nur gesund für Füße und Beine, sondern entspannt auch Ihren Rücken.
- Schwimmen ist gut für den Rücken, stärkt seine Muskeln und entlastet gleichzeitig die Wirbelsäule.
- Lassen Sie sich das Tragen von schweren Gegenständen abnehmen.
- Wenn Sie Mutter eines kleinen Kindes sind, dann beugen Sie sich nicht zu ihm hinunter, sondern knien Sie sich hin. Vermeiden Sie, wenn möglich, Ihr Kind zu tragen.
- Gerade in den letzten drei Monaten der Schwangerschaft kann das Schlafen in der Seitenlage mit Kissenunterstützung den Schlaf vertiefen und heilsam auf Ihren Rücken wirken.

Rücken und Wirbelsäule während der Schwangerschaft aus yogischer Sicht

Der Rücken und die Wirbelsäule stehen im Fokus der Yogalehre. Die meisten Yogaübungen wirken direkt oder indirekt auf den Rücken. Viele stimulieren und massieren die Nerven auf angenehme, wohltuende, gesundheitsfördernde Weise, weil die Wirbelsäule die Nervenzellkörper und die Nervenstränge des Rückenmarks umschließt. Das ist gerade während der Zeit der Schwangerschaft wichtig, denn das Nervensystem ist durch all die körperlichen und geistigen Veränderungen belastet. Da nach den Lehren des Yoga die sieben wichtigen Energiezentren, die Chakras, von unten nach oben entlang der Wirbelsäule bis zum Kopf verlaufen (s. S. 21), ist es wichtig, dass die Wirbelsäule gerade aufgerichtet wird. So kann die Lebensenergie zwischen den Chakras freier fließen.

Tipps

- Barfuß gehen stärkt Ihren Rücken und ist gesund für Füße und Beine.
- Das ätherische Öl der Mandarine wirkt auch bei Muskelverspannungen im Rücken. Mandarinenduft schenkt Heiterkeit und Lebensfreude. Als Bestandteil eines Massageöls kann Mandarinessenz helfen, verkrampfte Muskeln zu lösen.
- Wenn Sie stehen oder sitzen, dann intensiviert folgende Vorstellung den Energiefluss zwischen den Chakras, schenkt mehr Lebensfreude und beugt Rückenschmerzen vor: Stellen Sie sich vor, dass ein feiner Zauberfaden an Ihrem Scheitelpunkt befestigt ist und Sie sanft emporzieht.
- Der Bergkristall wirkt ausgleichend auf Körper und Geist. Er löst Blockaden in der Wirbelsäule und fördert den freien Energiefluss in den Chakras.

Die Yogaübung «Kamelritt» im Fersensitz

Wirkung

- Lockert und kräftigt die Rückenmuskeln
- Schaukelt das Becken und beugt Kreuzbeinschmerzen vor
- Stärkt die Nerven
- Massiert die Bauchorgane und wirkt verdauungsfördernd
- Macht die Wirbelsäule flexibler
- Das Baby erfährt eine sanfte Massage, ganz besonders während der letzten drei Monate der Schwangerschaft
- Bereitet auf die Geburt vor

Ausführung

Sie sitzen im Fersensitz. Ihre Hände ruhen entspannt auf den Oberschenkeln. Stellen Sie sich einen feinen und starken Faden vor, der an Ihrem Scheitelpunkt befestigt ist und Sie nach oben zieht.

Mit dem Einatmen drücken Sie Ihre Brust vor, während Schultern und Becken auf einer Ebene bleiben. Mit dem Ausatmen runden Sie Ihren Rücken. Üben Sie für ein bis drei Minuten. Atmen Sie am Ende einmal bewusst ein und aus, lösen Sie die Position und atmen Sie mit geschlossenen Augen zu Ihrem Kind hin, während Sie entspannt der Übung nachspüren.

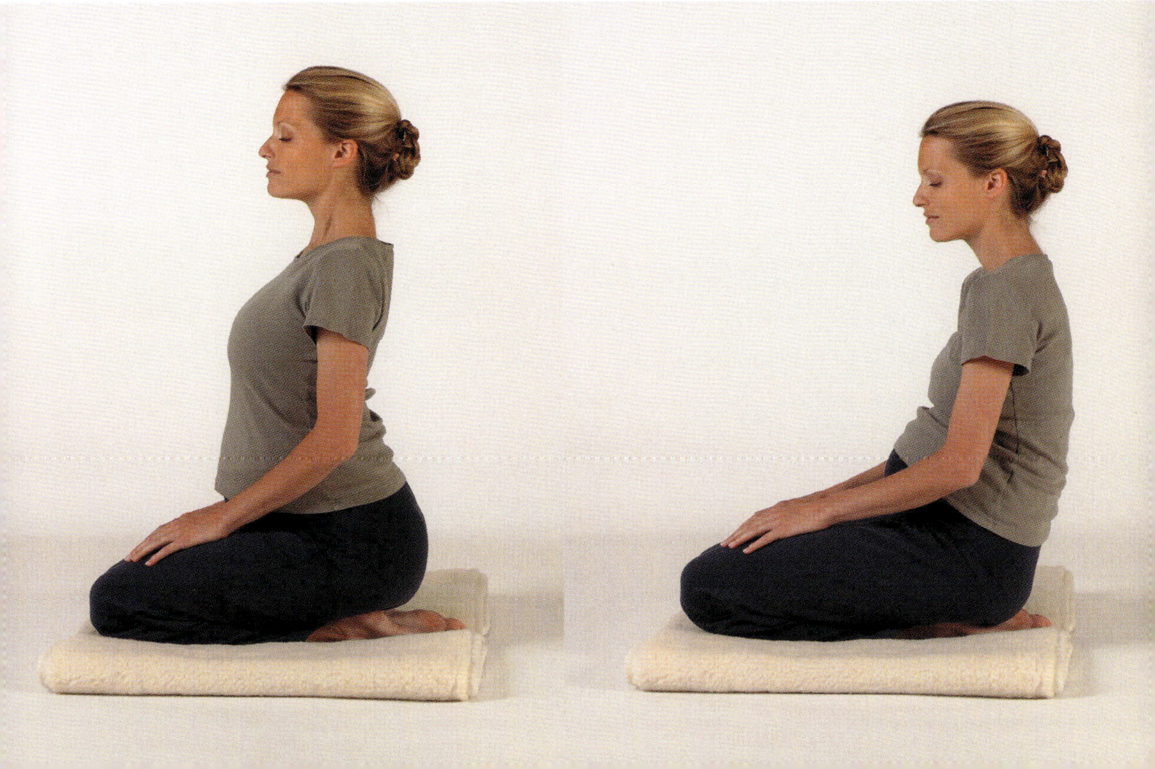

Atmung und Konzentration

Führen Sie die Übung in Ihrem eigenen Atemrhythmus durch und achten Sie darauf, ruhig, lang und tief zu atmen. Atmen Sie durch die Nase ein und aus. Konzentrieren Sie sich innerlich auf den Punkt zwischen den Augenbrauen. Achten Sie darauf, dass Ihre Schultern locker bleiben.

Tipps

- Legen Sie ein passendes Kissen zwischen Gesäß und Fersen oder unter die Fußrücken.
- Wenn Sie gar nicht auf den Fersen sitzen können, dann setzen Sie sich auf einen Stuhl. Achten Sie dann darauf, dass Ihre Füße guten Bodenkontakt haben.
- Fortgeschrittene halten den Hals und den Kopf ruhig. Wenn Sie die Übung die ersten Male durchführen, können Sie den Kopf mitbewegen: Mit dem Einatmen drücken Sie die Brust vor und legen den Kopf behutsam in den Nacken, mit dem Ausatmen runden Sie Ihren Rücken. Das Kinn wird zur Brust geführt.
- Wenn Sie den Kamelritt regelmäßig üben, wird es Ihnen leichter fallen, den Rücken während der Geburt bewusst zu runden. Das erleichtert Ihrem Kind seinen Weg durch das Becken auf die Welt.

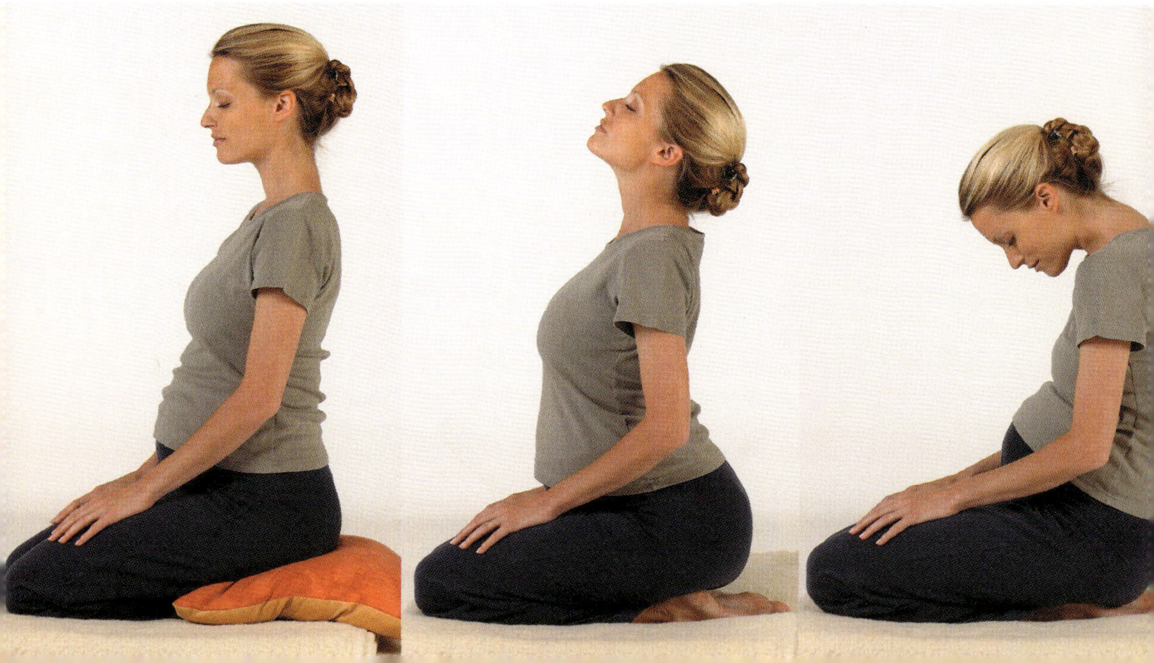

Das Immunsystem

Funktion

Täglich kommen wir mit Millionen von Bakterien, Viren und anderen Fremdkörpern in Kontakt. Viele dieser Mikroorganismen sind dem Menschen nützlich, zum Beispiel bei der Verdauung. Die meisten schädlichen Fremdkörper vernichtet das Immunsystem. Manchmal versagt die Abwehr, sodass man krank wird.

Die menschliche Immunabwehr wird bereits im Mundspeichel und der Tränenflüssigkeit aktiv. Auch die Magensäure tötet Erreger ab. Die Vagina hat eine spezielle Vaginalflora von nützlichen Bakterien, die normalerweise schädlichen Mikroorganismen wenig Überlebenschancen bietet.

Gelangen dennoch Erreger ins Blut, so werden sie von den weißen Blutkörperchen angegriffen. Diese Abwehrzellen befinden sich in den Lymphknoten. Im empfindlichen Brust- und Halsbereich sind besonders viele Lymphknoten angesiedelt. Gebildet werden die weißen Blutkörperchen im Knochenmark und, vor allem während der Kinder- und Jugendzeit, in der Thymusdrüse. Die Thymusdrüse befindet sich über dem Herzen direkt unter dem Brustbein.

Veränderungen während der Schwangerschaft

Während der Schwangerschaft scheint die Immunabwehr besonders stark zu sein: Schwangere werden seltener krank. Allerdings können sich auch Schwangere Viren und Bakterien einfangen. Das scheint besonders dann der Fall zu sein, wenn eine schwangere Frau überarbeitet ist oder Probleme hat. Kurzum: Stress reduziert nachweislich die Anzahl der weißen Blutkörperchen und erhöht damit die Gefahr, krank zu werden.

Schnupfen und Husten sind unangenehm, aber nicht weiter problematisch, denn sie schaden dem Kind nicht. Eine schwangere Frau mit hohem Fieber sollte jedoch auf jeden Fall ihren Arzt konsultieren. Dasselbe gilt natürlich für Verdacht auf Infektionskrankheiten wie Röteln, Toxoplasmose, Windpocken, Masern, Scharlach oder Mumps.

Tipps

- Gönnen Sie sich genügend Ruhe, um gesund zu bleiben. Halten Sie bei Bedarf einen Mittagsschlaf.
- Regelmäßige Bewegung stärkt die Immunabwehr, denn die Durchblutung wird intensiviert und die Ausleitung von Giften gefördert.
- Essen Sie besonders viel Obst und Gemüse. Acerola ist eine Frucht aus Südamerika und sehr reich an Vitamin C. Konzentriertes Acerola erhalten Sie im Reformhaus.
- Die Vaginalflora halten Sie gesund, indem Sie Ihre Vagina täglich mit saurem Joghurt bestreichen. Joghurt enthält Milchsäurebakterien, die wichtig für eine gesunde Vaginalflora sind. Das ist natürlich nur eine vorbeugende Maßnahme und keine Therapie.

Das Immunsystem während der Schwangerschaft aus yogischer Sicht

Ein starkes und funktionierendes Immunsystem ist ein Hauptanliegen des Kundalini-Yoga. Daher gibt es viele aufeinander abgestimmte Übungsreihen, die am Immunsystem arbeiten, es unterstützen und reinigend wirken. In der Yogalehre wird besonders auf die Ausleitung von Giftstoffen und auf eine gute Verdauung geachtet. Spezielle Atemformen und Ernährungshinweise sollen die Abwehr stärken. Viele der Übungen, Atemformen und Diäten sind jedoch ungeeignet für Schwangere, weil sie eine zu intensive Wirkung haben.

Laut Yogalehre wird einer schwangeren Frau ein sanfter Umgang mit sich selbst empfohlen. Sie soll keine radikalen Diäten oder Fastenkuren ausprobieren, denn die so ausgeleiteten Gifte würden auch über die Gebärmutter ausgeschieden werden und das Kind belasten.

Besser ist es, Stress zu vermeiden und die Nerven zu stärken. Dies erreichen Sie durch Ruhe, inspirierende Lektüre, Entspannungsmusik, langes, tiefes Atmen und mit den hier beschriebenen Yogaübungen.

Tipps

- Nehmen Sie Lebensmittel zu sich, die Sie tatsächlich nähren und Ihnen Energie geben. Sie benötigen übrigens mehr Eiweiß als eine nichtschwangere Frau. Kauen Sie gut und trinken Sie viel Wasser.
- Damit die Ausscheidung funktioniert, sollten Sie leicht verdauliche Nahrung und genügend Ballaststoffe zu sich zu nehmen.

«Jegliche Substanz, die du nicht innerhalb von vierundzwanzig Stunden verdauen kannst, hinterlässt giftigen Abfall in deinem Körper.» Yogi Bhajan

- Zwiebeln wirken antibakteriell und Blut reinigend. Knoblauch ist gut gegen Bakterien, und Ingwer stärkt das Immunsystem. Äpfel und Trauben wirken reinigend und enthalten viel Vitamin C.
- Bei Erkältung wird auch von Yogalehrern heiße Zitrone verordnet. Mischen Sie Zitronensaft mit heißem Wasser und Honig.
- Lachen ist nachweislich gesund und stärkt das Immunsystem.
- Sanfte Yogaübungen, Bewegung an frischer Luft und die in diesem Buch beschriebenen Meditationen halten Sie gesund.
- Klopfen Sie regelmäßig Ihre Brust ab, das regt die Lymphe und die Thymusdrüse an.
- Die grüne Jade hilft bei grippalen Infekten. Jade ist einer der geschätztesten Steine des Ostens, denn die Jade hat beruhigende Eigenschaften, ist bekannt für ihre heilenden Schwingungen und stärkt das Immunsystem. Die Jade ist übrigens ein Schutzstein für Schwangerschaft und Entbindung.
- Der Duft der Minze wirkt klärend, erfrischend und regt den Fluss der Lymphe an. Auf Minze sollte man allerdings dann verzichten, wenn man sich in einer homöopathischen Behandlung befindet. Kinder bis zu dem Alter von sechs Jahren vertragen das ätherische Öl der Minze nicht.

Die Yogaübung «Drehübung» im Stehen

Wirkung

- Wirkt entspannend und belebend auf den oberen Teil der Wirbelsäule
- Gut für Herz, Lungen und Nerven
- Versorgt den Körper mit Prana
- Stärkt das Immunsystem

Ausführung

Stellen Sie sich so hin, dass Ihre Füße guten Kontakt zum Boden haben. Drücken Sie die Knie durch. Ihre Oberarme sind parallel zum Boden ausgestreckt. Ihre Hände umfassen beide Schultern. Die Finger zeigen dabei nach vorne und Ihre Daumen nach hinten.

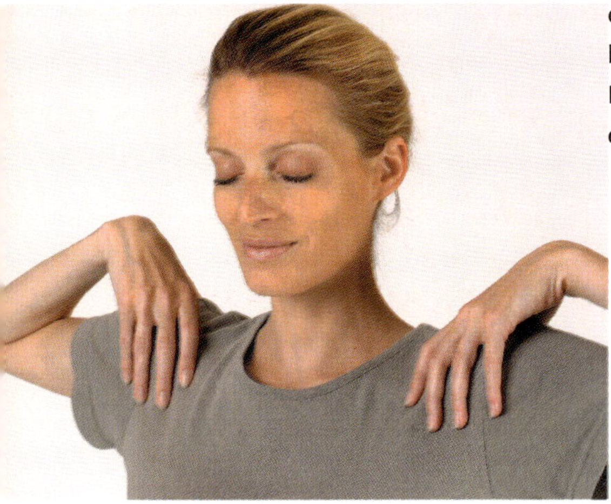

Ihr Becken bleibt während der gesamten Übung nach vorne gerichtet. Mit dem Einatmen drehen Sie den Oberkörper nach links und mit dem Ausatmen nach rechts. Ihr Kopf dreht sich dabei mit. Halten Sie die Arme parallel zum Boden und drücken Sie die Ellenbogen nach hinten, sodass Ihr Brustkorb weit bleibt. Bewegen Sie Beine und Becken so wenig wie möglich. Üben Sie für eine Minute.

Atmen Sie am Ende einmal bewusst ein und aus, lösen Sie die Arme und lassen Sie sie entspannt hängen. Lockern Sie die Knie, das Becken und die Schultern. Atmen Sie mit geschlossenen Augen zu Ihrem Kind hin, während Sie entspannt der Übung nachspüren.

Atmung und Konzentration

Sie konzentrieren sich innerlich auf den Punkt zwischen den Augenbrauen. Öffnen Sie die Augen, falls Ihnen schwindelig wird. Atmen Sie durch die Nase ein und aus.

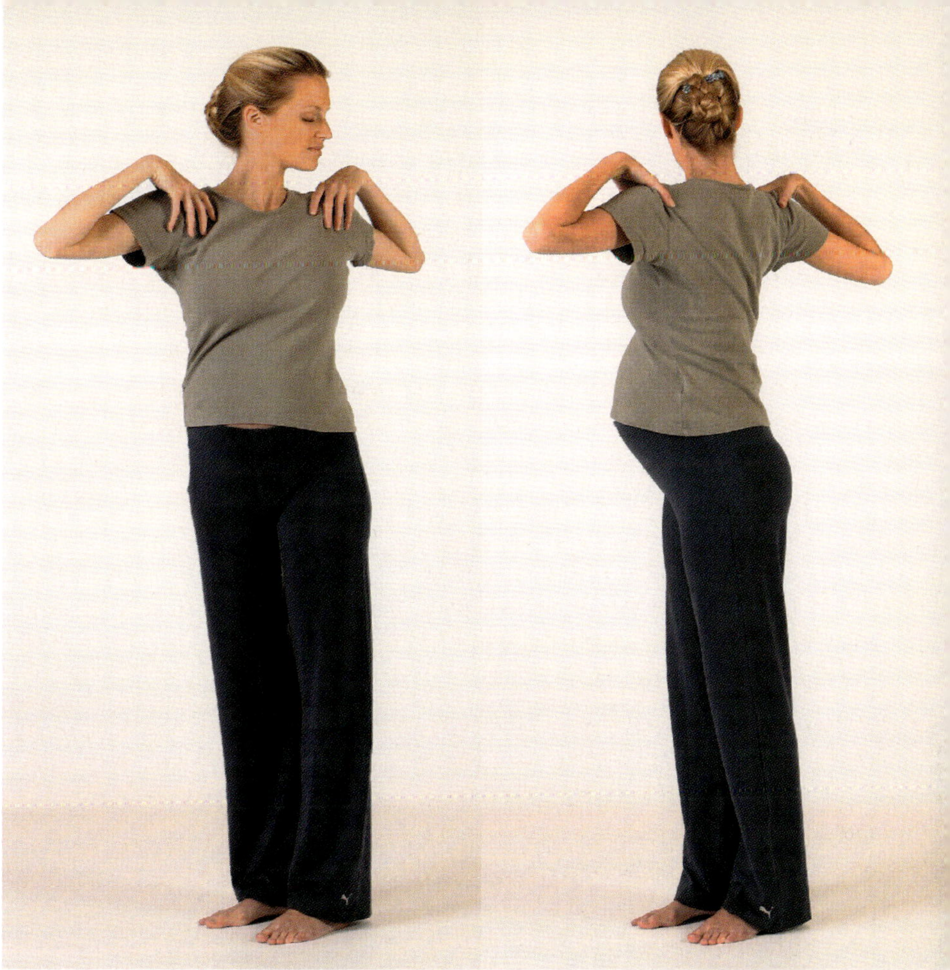

Nieren und Blase

Aufbau und Funktion

Unsere beiden Nieren befinden sich links und rechts neben der Wirbelsäule dicht unter dem Zwerchfell. Ihre äußere Form erinnert an eine große Bohne.

In der Schulmedizin sagt man, dass die Nieren allgemein für die Homöostase zuständig sind. Unter Homöostase versteht man das Gleichgewicht der gesunden Körperfunktionen. Unsere Nieren schütten Hormone aus, die den Blutdruck beeinflussen und die Blutbildung stimulieren. Sie regulieren außerdem den Wassergehalt unseres Körpers und filtern wasserlösliche Schlacke und Gifte aus unserem Blut. So wird Harn gebildet, der durch die Nierenbecken in die Harnleiter fließt, das sind circa dreißig Zentimeter lange Schläuche, die in die Harnblase einmünden. Die Harnblase liegt im Becken hinter dem Schambein und fasst maximal achthundert Milliliter Urin. Der Drang zur Blasenentleerung tritt aber schon bei einer Blasenfüllung von dreihundertfünfzig Millilitern auf. Der Urin findet über die Harnröhre seinen Ausgang. Die männliche Harnröhre hat eine Länge von ungefähr fünfundzwanzig Zentimetern, die weibliche dagegen ist nur ca. vier Zentimeter lang. Frauen sind deshalb anfälliger für Blaseninfektionen, denn die Bakterien haben einen kürzeren Weg zur Blase. Die Harnröhre der Frau mündet über der Vagina.

Veränderungen während der Schwangerschaft

Die Nieren des Kindes üben ihre Funktionen zwar schon im Mutterleib aus, beginnen jedoch erst außerhalb des Mutterleibes richtig zu arbeiten. Das bedeutet, dass Ihre Nieren mithelfen, kindliche Schlacken auszuscheiden und somit mehr Arbeit leisten müssen.

Schwangerschaftshormone verursachen eine Weitstellung der Harnleiter und der Harnröhre. Bakterien können deshalb leichter durch die Harnröhre zur Blase gelangen, weshalb Schwangere schneller an einer Blaseninfektion erkranken können.

Auch Ihre Harnleiter sind während der Schwangerschaft belastet, denn das Kind drückt besonders im letzten Drittel der Schwangerschaft gegen die Harnleiter und auf Ihre Blase. Die Blase hat daher ein geringeres Fassungsvermögen. Sie merken das daran, dass Sie häufig Harndrang verspüren.

Nieren und Blase während der Schwangerschaft aus yogischer Sicht

Im Kundalini-Yoga wird der Wert einer guten Nierenfunktion erkannt. Deshalb gibt es eine Vielzahl von Übungen oder yogischen Ernährungstipps, die die Nierenfunktionen anregen und stärken. Für eine schwangere Frau sind die Übungen des regulären Kundalini-Yoga jedoch zu intensiv. Wir raten deshalb davon ab, yogische

Reinigungsdiäten zu machen, denn die massiven körperlichen und geistigen Veränderungen während der Schwangerschaft verlangen auch schon ohne Diät viel Arbeit von den Nieren.

Die Nieren gelten im Kundalini-Yoga als Organe für Gleichgewicht und Harmonie. Sie reagieren hoch sensibel auf Veränderungen des inneren Friedens. Sie spiegeln Belastungen aus Alltag und Familie wider und werden höher beansprucht, wenn Sie beruflichen Stress haben. Sogar der Volksmund spricht davon, dass einem «etwas an die Nieren geht», wenn ein Geschehen sehr betroffen macht.

Nach den yogischen Lehren werden die Nieren, die Blase und die Harnwege vom zweiten Chakra beeinflusst. Das zweite Chakra oder auch *Sakral-Chakra* genannt, befindet sich in der Kreuzbeingegend, dem hinteren Teil Ihres Beckens. Es wird als sechsblättrige, orangefarbene Lotusblüte dargestellt und regiert das Wasserelement im Körper, also auch das Blut, den Urin und alle anderen Körperflüssigkeiten.

Tipps

- Mut und liebevolle Beziehungen tun den Nieren gut, Angst lähmt. Im Yoga werden deshalb bei Wassereinlagerungen Ruhe, Pausen und Rückzugsmöglichkeiten empfohlen. Die in diesem Buch vorgestellten Meditationen und Phantasiereisen werden Sie dabei unterstützen.
- Der Duft der Ylang-Ylang-Blüte («Blume der Blumen») wirkt entspannend und entkrampfend. So ist es leichter, den inneren Frieden zu finden und wieder in den Fluss zu kommen. Dosieren Sie den Duft in der Duftlampe oder im Massageöl vorsichtig, denn er ist sehr intensiv. Vielleicht gönnen Sie sich ein abendliches Ylang-Ylang-Bad, um den Tag loszulassen und Ihre Schwangerschaft einfach zu genießen. Übrigens ist Ylang-Ylang ein schönes Hautöl und wirkt bei eher fettender Haut ausgleichend.

- Ein Gespräch mit einer verständnisvollen Person hilft Ihnen, Ihre Emotionen besser einzuordnen und inneren Frieden zu finden.
- Trinken Sie nach dem Aufstehen zwei Gläser Wasser auf nüchternen Magen und gehen Sie nie durstig schlafen. Trinken Sie Wasser, während Sie sich bewegen, Yoga machen oder wenn Sie sich aufgeregt haben. Das Wasser darf warm sein.
- Vollkornreis belastet die Nieren, wenn er nicht lange genug gekocht wurde. Nierenfreundlicher ist geschälter Basmatireis.
- Ein heilender Stein für die Nieren ist der Nephrit. Nephros bedeutet auf Griechisch Niere. Der Nephrit gilt als Glückstein.
- Die Farbe Orange hat einen kräftigenden Effekt auf das zweite Chakra und damit auch auf Nieren und Harnwege.

Die Yogaübung für «Lebensmut und Nieren»

Wirkung

- Massiert sanft die Nieren
- Arbeitet an den Meridianen von Niere und Blase
- Energetisiert die Füße
- Schenkt Schwung, Freude und Lebensmut

Ausführung

Sie sitzen auf dem Gesäß und strecken Ihre Beine aus. Grätschen Sie die Beine so, dass Ihr Bauch Platz hat. Ganz wichtig ist, dass Sie Ihre Zehen in Richtung Körper ziehen, sodass Ihre Waden gestreckt sind. Auf diese Weise vermeiden Sie Wadenkrämpfe. Strecken Sie Ihre Arme gerade nach vorne und parallel zum Boden aus. Machen Sie Fäuste mit Ihren Händen, nur die Daumen zeigen zur Decke. Mit dem Einatmen ist Ihr Oberkörper gerade aufgerichtet.

Mit dem Ausatmen schieben Sie Ihren Körper vor, als würde Sie jemand nach vorne und zu sich hin ziehen. Die Bewegung kommt dabei ausschließlich aus dem unteren Rücken. Ihre Arme bleiben dabei gerade. Der ganze Rücken bewegt sich vor, während Ihre Beine gestreckt am Boden bleiben. Übungsdauer: ein bis drei Minuten.

Atmen Sie am Ende einmal bewusst ein und aus, lösen Sie die Arme. Lockern Sie die Beine, das Becken und die Schultern. Atmen Sie mit geschlossenen Augen zu Ihrem Kind hin, während Sie der Übung entspannt nachspüren.

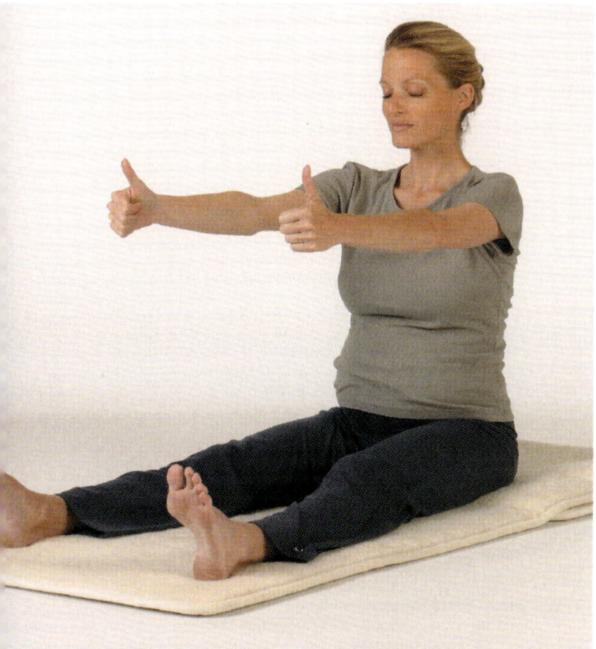

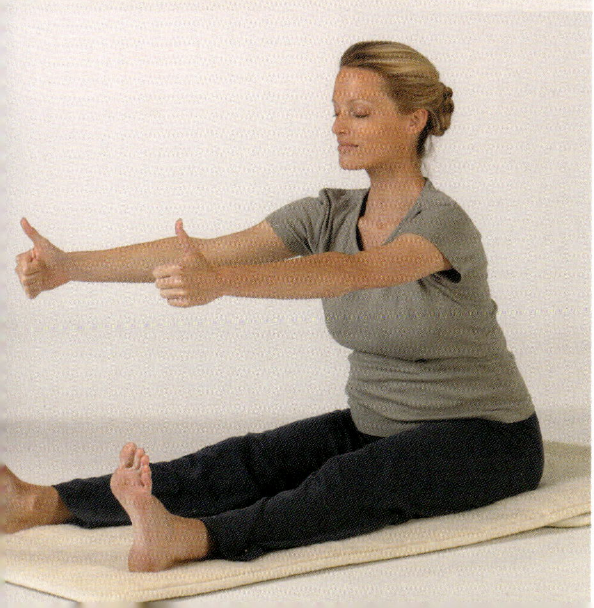

Atmung und Konzentration

Konzentrieren Sie sich innerlich auf den Punkt zwischen Ihren Augenbrauen und atmen Sie durch die Nase ein und aus. Achten Sie darauf, dass der Rhythmus der Bewegung und der Atmung gleichzeitig fließt.

Tipps

- Sie können die Übung langsam und behutsam ausführen. Wenn Sie sich fit fühlen, dann bewegen Sie sich schneller.
- Atmen Sie mit jeder Vorwärtsbewegung kräftig durch die Nase aus.
- Wenn es für Sie einmal schwierig ist, den ganzen Rücken zu bewegen und Sie den Oberkörper zu rund machen, dann setzen Sie sich auf eine eingerollte Decke oder ein Kissen, sodass Sie Ihr Becken vorschieben können. Wenn Sie sich eher steif fühlen, können Sie Ihre Knie ein wenig anwinkeln.

Die Leber

Funktion

Die Leber befindet sich rechts unter dem Zwerchfell und wiegt ungefähr eineinhalb Kilogramm. Sie ist ein vielseitiges Organ. Wenn sie erkrankt, dann hat das Auswirkungen auf den gesamten Körper: Die Leber ist die Entgiftungsfabrik des Körpers, denn Sie reinigt das Blut von bakteriellen Stoffen, Zellabfallstoffen, Alkohol, Medikamenten und Umweltgiften.

Sie stellt mit Hilfe der Galle eine Flüssigkeit zur Fettverdauung her, baut Nährstoffe chemisch um und dient als Blut, Energie- und Vitaminspeicher. Mehr als fünfhundert verschiedene biochemische Vorgänge finden in der Leber statt. Sie ist essenziell für eine gesunde Funktion des Körpers und hat wohl aus diesem Grund eine starke Fähigkeit zur Selbstheilung.

Veränderungen während der Schwangerschaft

Während der Schwangerschaft muss die Leber intensiver entgiften, Stoffe um- und Hormone abbauen. Man hat festgestellt, dass die Arbeitsleistung der Leber einer schwangeren Frau um bis zu vierzig Prozent erhöht ist. Das liegt zum einen daran, dass der wachsende Körper des Babys mehr Nährstoffe benötigt, die die Leber der Mutter in umgewandelter Form bereitstellen muss. Zum anderen entsorgt die Leber der werdenden Mutter zusätzlich die Zellabfallprodukte ihres Kindes.

Bei manchen Frauen kommt es deshalb zu so genannten Leberzeichen: Allgemeines Hautjucken, unerklärliche Ausschläge oder Müdigkeit können auf eine Überarbeitung der Leber hinweisen.

Wichtig: Bei Druckgefühl oder Schmerzen im rechten Oberbauch bitte den Arzt oder die Ärztin Ihres Vertrauens befragen. In den meisten Fällen gibt es zwar eine harmlose Erklärung für die Schmerzen, z. B. Blähungen. Um aber sicher zu gehen, dass keine ernsthafte Erkrankung der Leber vorliegt, sollten Sie sich lieber durchchecken lassen.

Tipps

- Die Leber benötigt wie die Nieren Ruhe für die Mehrarbeit während der Schwangerschaft. Deshalb sind regelmäßiges Entspannen und Loslassen für eine werdende Mutter außerordentlich wichtig.
- Um Ihre Leber zu schonen, achten Sie darauf, ihr so wenig Umweltgifte wie möglich zuzuführen. Kaufen Sie öfter Produkte, die nach ökologischen Richtlinien angebaut wurden.
- Wenn Sie auf Fleisch nicht verzichten wollen: Mageres Fleisch von Tieren, die artgerecht aufgezogen wurden, beansprucht Ihre Leber weniger, weil sie nicht mit Hormonen und Medikamenten behandelt wurden.
- Es versteht sich von selbst, dass Alkohol während der Schwangerschaft tabu sein sollte. Er belastet auch in kleinen Mengen die Leber und schädigt außerdem Ihr Kind.
- Auch Medikamente sind nicht gut für Ihre Leber: Fragen Sie Ihren Arzt, ob ein von ihm empfohlenes Medikament wirklich notwendig ist oder ob Sie nicht erst mal darauf verzichten können.
- Es gibt eine Vielzahl von Nahrungsmitteln und Kräutern, die Ihre Leberfunktion unterstützen, wie z. B. Löwenzahntee. Süßen Sie den Tee mit Kastanienhonig, der von HeilpraktikerInnen als Lebertonikum empfohlen wird. Essen Sie Chicoréesalat und Möhren. Sauermilchprodukte und Stutenmilch stärken die Selbstheilungskräfte der Leber.
- Trinken Sie ca. drei Liter Wasser täglich, damit fördern Sie die Arbeit Ihrer Leber.

Die Leber während der Schwangerschaft aus yogischer Sicht

Im Kundalini-Yoga wird immer wieder betont, wie wichtig die Fähigkeit unseres Körpers zum Entgiften für unsere physische und geistige Gesundheit ist. Selbst Menschen, die natürlich leben und sich gesund ernähren, nehmen heutzutage automatisch Gifte aus der Umwelt auf. Die Leber als Entgiftungsorgan sollte deshalb besonders gepflegt werden. Viele Yogaübungen arbeiten daher direkt oder indirekt an der Leber.

Die Leber ist ein Organ, das Stoffe umwandelt oder der Ausscheidung zuführt. Sie wird vom dritten Chakra beeinflusst, das sich auf Höhe der Lendenwirbelsäule befindet und nach vorne ausstrahlt. Sein indischer Name ist *Manipura*-Chakra. Das bedeutet «Die Stadt der Juwelen». Die Farbe dieses Chakras ist ein strahlendes Sonnengelb. Das dritte Chakra ist verbunden mit dem Feuerelement des Körpers und beeinflusst außer der Leber auch die Verdauungsorgane.

Damit die Leber ausgewogen arbeiten kann, ist innere Ruhe wichtig. Übermäßiger Zorn, Ärger und Stress schaden ihr, das behaupten auch traditionelle chinesische MedizinerInnen. Unser Volksmund sagt über einen verärgerten und bitteren Menschen, dass «dem wohl eine Laus über die Leber gelaufen ist». Wenn ein Mensch sehr wütend ist, dann wird über ihn gesagt, dass er «Gift und Galle spuckt».

Natürlich ist es nur gesund, auch mal zornig und verärgert zu sein und seiner Wut Luft zu machen. Gerade während der Zeit der Schwangerschaft ist es manchmal notwendig, Ihren Mitmenschen Grenzen aufzuzeigen. Doch dabei ist es wichtig, die Wut auch wieder loslassen zu können. Yoga und Meditation unterstützen Ihre Fähigkeit, den Zorn verrauchen zu lassen und Ihre innere Mitte wieder zu finden. Das dient einer kreativen Konfliktbewältigung und Problemlösung.

Kreativität und Großzügigkeit sind Komponenten, die die Leber stärken. Sie sollten lernen, sich selbst gegenüber großzügig zu sein, erst dann können Sie es auch anderen gegenüber sein. Seien Sie also sich selbst gegenüber freigiebig, machen Sie sich Geschenke und vergeben Sie sich Ihre Fehler.

Tipps

- Das Schwangeren-Yoga ist eine gute Lebermassage. Außerdem tut regelmäßige Bewegung wie zum Beispiel Spazierengehen gut.
- Der Duft der Zitrone unterstützt die Leber und wird von vielen Schwangeren gerne gerochen. Das ätherische Öl der Zitrone hilft bei geistiger und körperlicher Schwere und unterstützt Klärungsprozesse bei seelischen Konflikten.
- YogalehrerInnen empfehlen Zitronensaft bei Leberproblemen – am besten angenehm verdünnt mit Honigwasser. Genießen Sie das Getränk im Sommer eher gekühlt und heiß im Winter.
- Leuchtendes Gelb hat einen positiven Einfluss auf das dritte Chakra und wirkt deshalb auch heilend für die Leber. Gelb schenkt Licht und Lebensfreude.
- Passend zu der Farbe Gelb und zur Zitronenessenz ist ein durchsichtiger, gelblicher bis goldbrauner Kristall: der Citrin. Dieser Edelstein hat eine aufmunternde Wirkung und stärkt alle Drüsen und somit auch die Gallenblase, die sich an der Unterseite der Leber befindet.
- Auch Mangos unterstützen die Leberreinigung und schmecken köstlich. Wenn Sie täglich einen Mix aus Mango und Milch trinken, tun Sie auf genussvolle Art etwas für Ihre Gesundheit.

Die Yogaübung «Kopf begrüsst Becken»

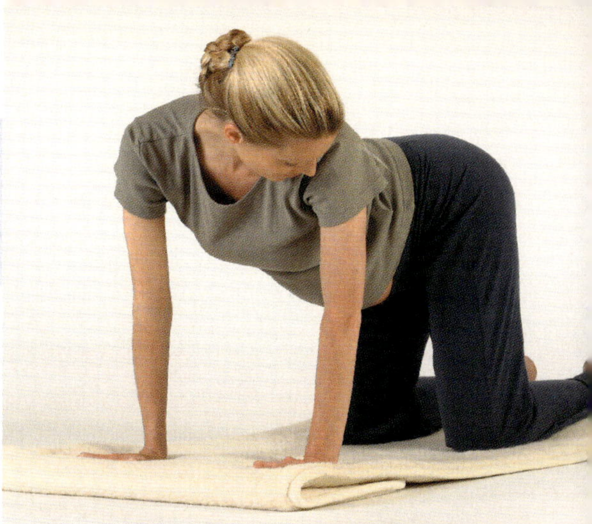

Wirkung

- Sanfte Massage der Leber und der Bauchspeicheldrüse
- Hält die Wirbelsäule flexibel
- Dehnt die Seiten
- Stärkt die Nerven

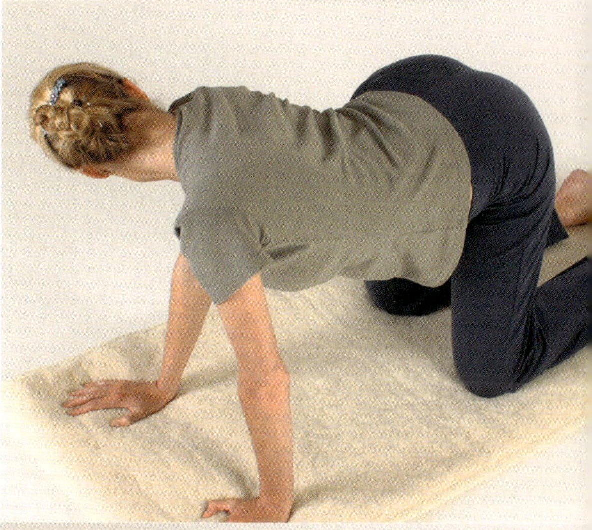

Ausführung

Sie befinden sich im Vierfüßlerstand. Die Hände platzieren Sie unter den Schultern. Ihre Finger sind etwas gespreizt und zeigen leicht nach außen. Die Knie befinden sich unter den Hüften und sind etwa zwanzig Zentimeter voneinander entfernt. Bewegen Sie Kopf und Becken mit dem Einatmen nach links und mit dem Ausatmen nach rechts, so als würde Ihr Kopf das Becken begrüßen wollen. Üben Sie ein bis drei Minuten. Atmen Sie am Ende einmal bewusst ein und aus, und atmen Sie mit geschlossenen Augen zu Ihrem Kind hin, während Sie der Übung entspannt nachspüren.

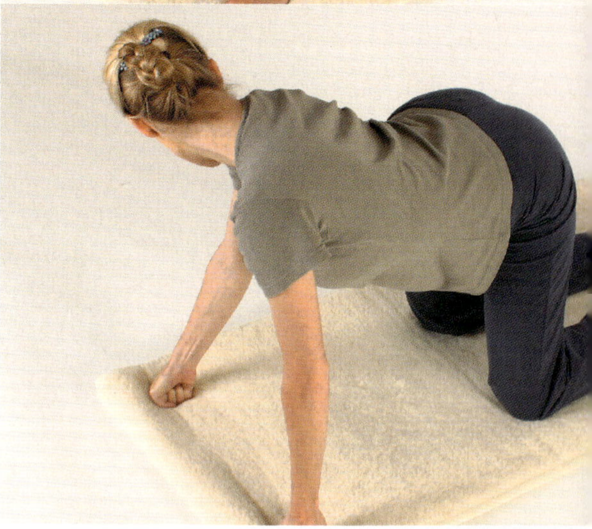

Atmung und Konzentration

Atmen Sie durch die Nase ein und aus. Beginnen Sie mit einem langsamen und ruhigen Bewegungs- und Atemrhythmus. Wenn Sie sicher sind, dass Ihnen nicht schwindelig wird, können Sie sich schneller bewegen. Atmen Sie kräftig aus.

Konzentrieren Sie sich zuerst darauf, mit den Augen Ihr Becken wahrzunehmen. Später schließen Sie die Augen und richten Ihre Gedanken auf den Punkt zwischen Ihren Augenbrauen.

Tipps

- Zum besseren Verständnis der Übung stellen Sie sich vor, Sie wären ein Hund, der versucht, seinen Schwanz zu fangen. Leider ist er erfolglos, und deshalb probiert er es auf der anderen Seite, dort schafft er es auch nicht, und so beugt er Kopf und Becken wieder nach links und so weiter.
- Machen Sie Fäuste mit den Händen und stützen Sie sich auf Ihre Fäuste, wenn sich die Handgelenkc belastet anfühlen.
- Wenn Sie Knieprobleme haben, unterstützen Sie Ihre Knie mit einem Kissen oder einer Decke.

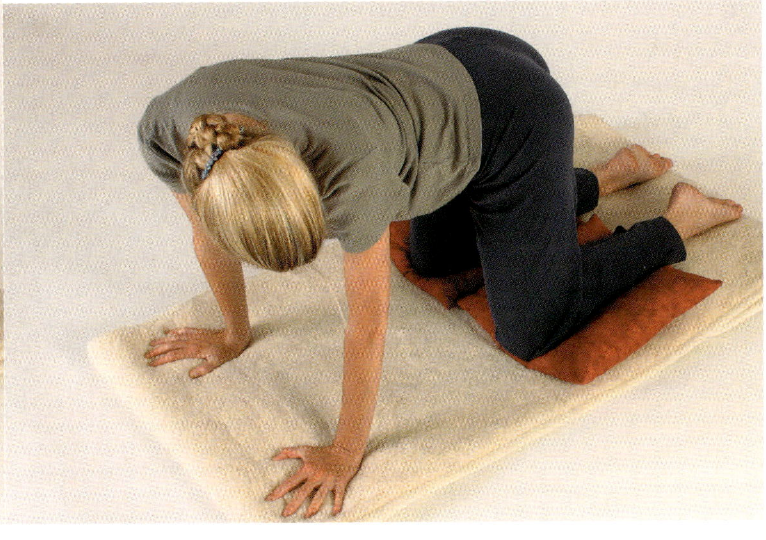

Das Becken

Aufbau und Funktion

Durch die Hüftgelenke verbindet das Becken den Leib mit den Beinen. Deshalb ist das Becken der Mittelpunkt der Bewegungsübertragung zwischen Ober- und Unterkörper. Es trägt das Gewicht all unserer Organe und schützt die Blase, den Enddarm, die Gebärmutter, sowie die Prostata, die sich allesamt im so genannten *kleinen Becken* befinden.

Die zum Becken gehörigen Knochen sind ringförmig zusammengeschlossen. Das Kreuzbein bildet die Rückwand des Beckens und ist über Gelenke rechts und links mit den so genannten Hüftbeinen verbunden. Man nennt diese Gelenke Illiosakralgelenke. Sie sind so fest mit dem Kreuzbein verankert, dass sie sich in sich nicht biegen können, sondern zum Abpuffern von Bewegungen dienen. Die Bewegungen des Beckens übertragen sich auf das Kreuzbein und beeinflussen damit wesentlich die Form der gesamten Wirbelsäule.

Die Ausläufer des Hüftbeins am vorderen Teil des Beckens bilden das «Schambein». Das Schambein ist nicht ein einzelner fester Knochenteil des Beckens, sondern wird durch einen Knorpel in zwei Teile geteilt. Eine solche knorpelige Verbindung wird in der Sprache der Medizin Fuge genannt. Die wissenschaftliche Bezeichnung für Schambeinfuge ist Symphyse.

Einige Teile des Beckens sind leicht zu ertasten. Besonders gut kann man das Schambein vorne unter seinen Händen spüren. Auch die Rückwand des Beckens, das Kreuzbein, können Sie mühelos erfühlen. Sicherlich haben Sie Ihre Hände schon einmal auf den Hüftbeinkämmen abgestützt, die rechts und links unter Ihrer Taille zu spüren sind. Oder beim Sitzen auf einer festen Fläche die tiefsten Knochenpunkte Ihres Beckens wahrgenommen: die Sitzbeinhöcker, die einen Teil des Beckenausganges bilden.

Das Becken erinnert an einen Trichter. Die obere Öffnung dieses Trichters wird von zwei großen Knochenschaufeln gebildet. Dieser Teil wird das *große Becken* genannt. Das *kleine Becken* ist der enge Bereich des Trichters. Die Grenze zwischen *großem* und *kleinem Becken* ist der Beckeneingang.

Der knöcherne Beckenausgang ist nach unten offen. Daher braucht er einen Abschluss aus Muskeln und Bändern. Diese untere Begrenzung des Beckens wird Beckenboden genannt.

Veränderungen während der Schwangerschaft

Das Becken einer Frau unterscheidet sich sehr von dem Becken eines Mannes. Das hat seinen Grund in den Erfordernissen, die die Geburt an den Frauenkörper stellt. Am Ende einer Schwangerschaft tritt das Kind während der Geburt in das *kleine Becken* ein, dreht sich ein wenig hin und her und kommt durch den Beckenausgang zur Welt. Das weibliche Becken ist daher leichter und flacher, das Kreuzbein der Frau breiter und kürzer, der Beckeneingang größer und der Beckenausgang wesentlich weiter als der eines Mannes.

Wenn eine Frau schwanger ist, verändert sich ihr Becken. Durch Hormone werden die Schambeinfuge und die Gelenke zwischen Kreuzbein und Hüftbein aufgelockert. So kann das Kind seinen Weg durch das Becken noch besser finden. Meistens nimmt eine Schwangere diese natürliche Lockerung des Beckenringes gar nicht oder kaum wahr.

Die Gebärmutter befindet sich im *kleinen Becken* und wird durch Bänder in ihrer Position gehalten, die vorne mit dem Schambein und hinten mit dem Kreuzbein verbunden sind. Diese Mutterbänder wachsen während der Schwangerschaft und werden stärker, weil sie mehr zu halten haben. Bei schlechter Haltung kommt es zu übermäßigem Zug auf diese Bänder, wodurch es zu Kreuzschmerzen kommen kann. Die häufigste Ursache für Kreuzschmerzen in den ersten Monaten der Schwangerschaft ist jedoch das Wachstum der Gebärmutter im kleinen Becken, weil sie auf das Kreuzbein drückt. Später wächst die Gebärmutter aus dem kleinen Becken heraus, dann bessern sich diese Beschwerden meistens wieder.

In den Wochen vor dem Geburtstermin kommt es zu mehr oder weniger spürbaren Senkwehen: Das Kind wird ein wenig tiefer ins Becken gedrückt, und der Bauch senkt sich. Manche Frauen spüren diese Senkwehen als ein Ziehen im vorderen Beckenbereich.

Die geraden und die queren Bauchmuskeln haben ihren Ursprung am vorderen Becken. Durch das Wachstum Ihres Kindes werden diese

Tipps

- Sie können sich selber die Leisten in einfachen Streichbewegungen massieren und damit den Zug der sich dehnenden Bauchmuskeln auf Ihr Becken mindern.
- Wenn Sie zu Rückenschmerzen neigen, dann nehmen Sie so oft wie möglich den Vierfüßlerstand oder die Knie-Ellenbogen-Haltung ein. Vielleicht ist es angenehm, wenn Sie Ihren Rücken in dieser Position sanft bewegen.
- Als wohltuend hat sich das Schlafen oder Ruhen in Seitenlage erwiesen, und zwar auch schon in der Zeit der Frühschwangerschaft, wenn die wachsende Gebärmutter Druck auf das Kreuzbein ausüben sollte. Am angenehmsten ist die Seitenlage, wenn Sie das untere Bein strecken und das obere Bein anwinkeln und Ihr Knie mit einem genügend großen Kissen unterstützen. Sie können dabei ruhig ein wenig auf dem Bauch liegen, wenn es Ihnen angenehm ist. Achten Sie darauf, dass Ihr Kopf und Ihre Arme bequem ruhen.
- Wichtig ist eine gute Haltung: Stehen Sie stabil auf den Füßen. Ihre Kniegelenke sind gelöst. Das Becken ist nach innen gekippt, als würde das Gesäß nach unten sinken wollen. Eine Hebamme sagte einmal, «dass das Kind dann so in dem Becken ruhen könne wie ein Ei im Eierbecher». Richten Sie Ihre Lendenwirbelsäule auf und heben Sie die Brust an, die Schultern sind locker. Ihr Kopf thront auf dem Hals.
- Manchmal kann die Auflockerung des Beckengürtels zu Schmerzen führen, und es kommt eventuell zu Gangunsicherheiten. Ein Zeichen einer zu starken Auflockerung ist, dass die betreffende Frau nicht mehr auf der Seite liegen kann. Dann sollte ein Arzt oder eine Hebamme kontaktiert werden. Man wird eine schwangere Frau mit diesem Problem wahrscheinlich krankschreiben, denn die beste Therapie ist es, sich zu schonen.

Muskeln gedehnt und üben einen Zug auf den Leistenkanal des Beckens aus, der sich am vorderen Beckenrand befindet. Viele Schwangere spüren dort ein unbestimmtes Ziehen.

Während der Zeit der Schwangerschaft muss Ihr Becken neben all diesen Erfordernissen nicht zuletzt einiges mehr an Gewicht tragen. So ist es nur verständlich, wenn Sie den Wunsch verspüren, nicht mehr lange stehen oder sitzen zu müssen.

Extratipp

Wohltuend ist eine Kreuzbeinmassage: Ihr Partner oder eine Freundin streicht mit den Händen in der Form einer liegenden Acht über beide Gesäßhälften, während Sie sich in der Seitenlage befinden oder sich mit dem Oberkörper nach vorne gelehnt und aufstützt haben. Besonders angenehm ist die Massage mit warmem Mandel- oder Jojobaöl.

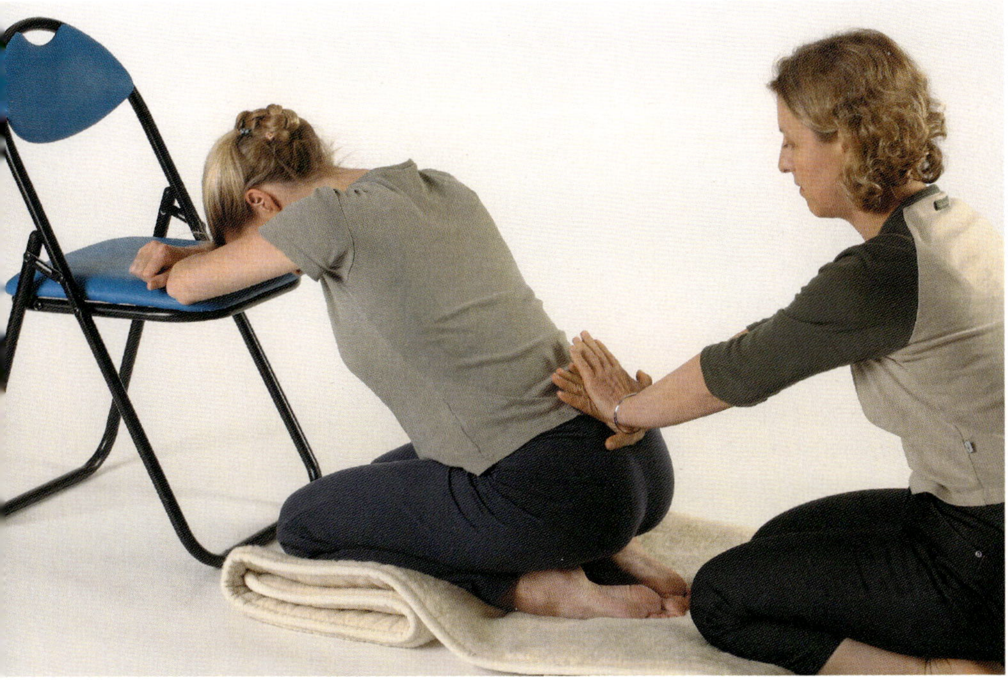

Das Becken während der Schwangerschaft aus yogischer Sicht

Nach den Yogalehren ist am Kreuzbein das zweite Chakra oder Sakral-Chakra lokalisiert. Dieses Chakra strahlt nach vorne über das Schambein aus. Sein Sanskritname ist *Svadhisthana*. Das bedeutet einerseits «Süße», andererseits wird Svadhisthana mit «Fundament» übersetzt.

Das zweite Chakra ist das energetische Zentrum für Sexualität und Lebensfreude. Es ist besonders offen und aktiv während der Zeit der Schwangerschaft und beeinflusst Fruchtbarkeit und natürliche Kreativität, Geburt und Neuschöpfung, die Lust zur Entfaltung und unsere Sinnlichkeit. Das Sakralchakra steht für das Weibliche.

Auf körperlicher Ebene wirkt das zweite Chakra außer auf die Nieren und die Harnwege auf die Körperflüssigkeiten und die Sexualorgane ein.

Wenn man häufig Schmerzen und Verspannungen am unteren Rücken hat, ist möglicherweise die Energie im Sakralchakra blockiert. Die Gründe hierfür können unbewusste Ängste, Schamgefühle oder unterdrückte Leidenschaften sein.

Die Zeit der Schwangerschaft ist nicht nur eine Zeit der körperlichen Veränderungen, sondern auch eine Zeit der emotionalen Wandlung. Die Psyche einer schwangeren Frau wird durch das in ihr wachsende Kind verändert. Menschen, die vor der Schwangerschaft wichtig waren, treten plötzlich in den Hintergrund. Ereignisse, die völlig fern schienen, sind wieder ganz nah. So manche Schwangere fühlt sich, als würde ihre Seele für ihr Kind großreinemachen.

Das zweite Chakra ist oft ein Zentrum von alten Verletzungen. Dadurch können während der Schwangerschaft Erinnerungen an vergangene Traumata wach werden, oder man ist möglicherweise in seinem natürlichen Ausdruck von Kreativität und Lebenslust beschnitten. Vielleicht ist es an der Zeit, in Bezug auf die eigene Körperlichkeit und Sexualität Grenzen zu öffnen und gleichzeitig neue Grenzen zu setzen.

Tipps

- Das zweite Chakra ist mit dem Wasserelement verbunden. Deshalb harmonisiert der Aufenthalt an Gewässern dieses Chakra. In der Yogalehre wird der weite Blick auf das Meer oder Spaziergänge an Flüssen oder Seen empfohlen.
- Schwimmen hat einen stärkenden Einfluss auf das zweite Chakra. Es kräftigt zudem auf schwangerenfreundliche Weise die Hauptmuskelgruppen des Körpers und entlastet gleichzeitig das Becken, denn ein Großteil des Körpergewichts wird vom Wasser getragen.
- Warme Bäder tun einer Schwangeren gut und wirken lösend und entspannend. Einigen Frauen ist warmes Wasser so angenehm, dass sie sich zu einer Wassergeburt entschließen.
- Empfehlenswert sind Gespräche mit einfühlsamen Hebammen, Ärzten oder erfahrenen Müttern, wenn Sie Angst vor den Geschehnissen rund um die Geburt haben. Das kann auch Blockaden im zweiten Chakra lösen. Meiden Sie möglichst Menschen, die kein Verständnis für Sie haben und Ihnen Angst machen. In einem Geburtsvorbereitungskurs sollte es Raum für Ihre Fragen geben und eine Atmosphäre von Sicherheit und Geborgenheit herrschen.
- Sandelholz ist das klassische ätherische Öl für eine Harmonisierung des zweiten Chakras, denn es regt die schöpferischen Kräfte an. Es gilt als Aphrodisiakum, erleichtert den Kontakt zu anderen Menschen, wärmt und wirkt heilend auf die Geschlechtsorgane. Gleichzeitig gilt der Sandelholzduft im indischen Yogasystem als heilig, weil er die Kraft hat, das Untere mit dem Oberen zu verbinden. Viele Menschen benutzen daher Sandelholz zur Unterstützung ihrer Meditation. Sie können Ihrem Massageöl, das Sie zur Kreuzbeinmassage benutzen, etwas reines Sandelholzöl zugeben. Geben Sie etwa fünfzehn Tropfen auf hundert Milliliter Mandel- oder Jojobaöl oder fünf Tropfen ätherisches Sandelholzöl in das Wasser einer Duftlampe.

- Die Farbe Orange hat einen heilenden und kräftigenden Einfluss auf das zweite Chakra und damit auf das Becken und seine Organe.
- Alle orangefarbenen Edelsteine wirken deshalb positiv auf das zweite Chakra. Doch soll an dieser Stelle ein roter Stein genannt werden: der Rubin. Er wird im Orient «Blutstropfen aus dem Herzen der Mutter Erde» genannt. Ihm wird eine große Heilwirkung zugesprochen. Er öffnet das Herz und schenkt Mitgefühl, gleichzeitig wirkt er stärkend auf das zweite Chakra und soll sogar vor Fehlgeburten schützen.

Die Yogaübung «Die Kindhaltung»

Wirkung

- Entlastet das Kreuzbein
- Dehnt auf wohltuende Weise den unteren Rücken
- Angenehm bei Nervosität und Hektik, wirkt erdend
- Empfehlenswert bei Kreuzschmerzen, die in der Frühschwangerschaft durch das Wachsen der Gebärmutter verursacht werden
- Löst Blockaden im zweiten Chakra
- Durchblutet das Gehirn
- Stimuliert das «dritte Auge» und damit das sechste Chakra, den yogischen Ort der Intuition

Ausführung

Ausgangsstellung ist der Vierfüßlerstand. Sie bewegen Ihre Knie so weit auseinander, dass Ihre Füße neben-

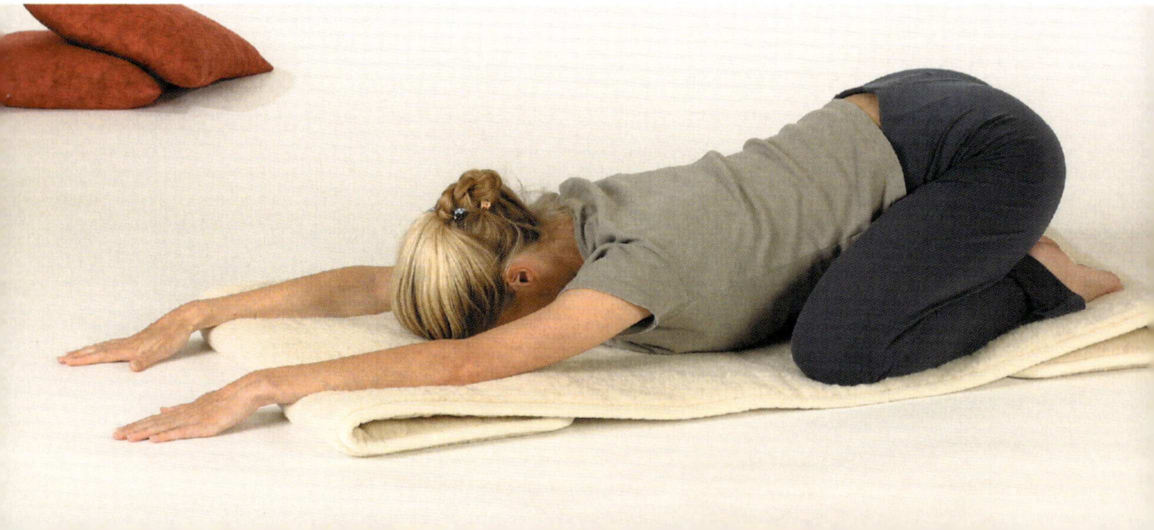

TIPPS

- Legen Sie Ihre Hände übereinander oder machen Sie Fäuste und bauen Sie mit den Fäusten einen Turm. Stützen Sie den Kopf auf den Händen oder den Fäusten ab, wenn es Ihnen schwer fällt, die Stirn auf dem Boden abzulegen.
- Wenn Ihnen die Haltung immer noch nicht bequem ist, dann begeben Sie sich wieder in den Vierfüßlerstand und legen nur Ihren Kopf auf die übereinander gelegten Hände oder Fäuste ab. Diese Stellung nennt man Knie-Ellenbogen-Haltung.

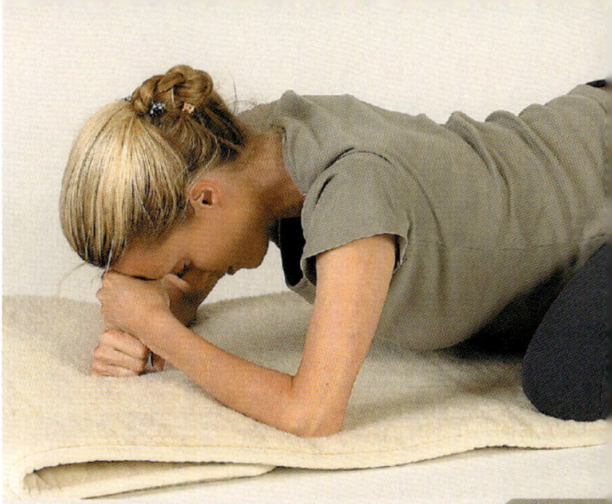

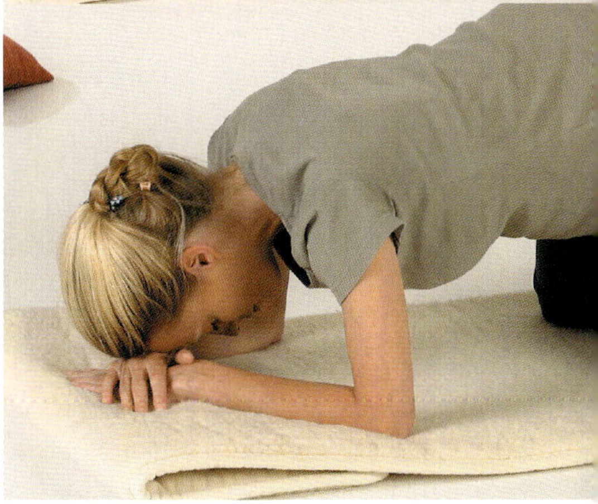

einander liegen und die großen Zehen sich berühren. Drücken Sie sich mit den Händen ab und strecken Sie die Arme durch, bis Ihr Gesäß auf den Fersen Platz findet. Ihr Bauch ruht nun entspannt zwischen den gespreizten Knien. Entspannen Sie die Arme und legen Sie Hände und Unterarme am Boden ab. Die Stirn berührt den Boden.

Bleiben Sie ein bis drei Minuten in der Haltung. Atmen Sie am Ende einmal bewusst ein und aus und lockern Sie Ihren Körper. Atmen Sie mit geschlossenen Augen zu Ihrem Kind hin, während Sie der Übung nachspüren.

Atmung und Konzentration

Sie atmen lang und tief. Das ist in dieser Haltung sicher ungewohnt. Durch die Atembewegung wird nun eher die Rückenmuskulatur bewegt. Das ist nach der yogischen Atemlehre empfehlenswert. Manche Frauen spüren die Bewegungen des Atems sogar im Beckenboden.

Konzentrieren Sie sich während der Übung innerlich auf den Punkt zwischen Ihren Augenbrauen.

Der Beckenboden

Aufbau und Funktion

Wenn man sich das Becken wie einen Topf vorstellt, dann ist der Beckenboden der Boden dieses Topfes. Der Beckenboden schließt das Becken nach unten ab. Er besteht aus Muskeln und Bändern. Seine Muskeln sind am knöchernen Becken befestigt. Auf dem Beckenboden lastet das Gewicht sämtlicher innerer Organe: Er hält die Blase, die Vagina, die Gebärmutter und den Enddarm an ihrem Platz.

Der Beckenboden wird aus drei Muskelschichten gebildet:

- Die äußere Schicht heißt *Schließmuskelschicht*. Diese Schicht umgibt Vagina und Harnröhre der Frau und die Harnröhre des Mannes. Der hintere Teil der Schließmuskelschicht ist der Afterschließmuskel. Er verläuft ringförmig um den After. Die Schließmuskelschicht liegt direkt unter der Haut und ist uns meistens nicht bewusst. Doch wir alle haben einmal gelernt, diese Muskeln bewusst anzuspannen und loszulassen. Und zwar in der frühen Kindheit, als wir übten, aufs Töpfchen zu gehen.

- Die mittlere Schicht des Beckenbodens wird *Urogenitalzwerchfell* genannt. Diese Schicht befindet sich am vorderen Teil des Beckenausganges zwischen den Sitzbeinhöckern und dem Schambein und umgibt Harnröhre und Vagina. Das Urogenitalzwerchfell wird haltend aktiv, wenn Sie husten, niesen oder kräftig lachen.

- Die innere Schicht ist das *Beckenzwerchfell*. Diese Schicht verläuft fächerförmig vom Kreuz- und Steißbein zum Schambein und lässt Öffnungen für Harnröhre, Vagina und After frei. Das Beckenzwerchfell wirkt stützend auf die Gebärmutter und die Vagina, die Prostata beim Mann, die Blase, die Harnröhre und den Enddarm und hat dadurch einen großen Einfluss auf unsere Körperhaltung.

- Der *Damm* befindet sich zwischen Vagina bzw. Hodensack und dem After. Er besteht aus Muskeln aller drei Beckenbodenschichten und aus Bindegewebe.

Veränderungen während der Schwangerschaft

Der Beckenboden einer Frau unterscheidet sich von dem eines Mannes. Der Mann besitzt zwar wie die Frau drei Muskelschichten. Doch der vordere Teil seines Beckenbodens ist um vieles fester und straffer, denn sein Beckenboden muss nur eine kleine Öffnung für die Harnröhre freilassen.

Der Beckenboden einer Frau umgibt die Harnröhre und die Vagina: Hierfür muss die vordere Öffnung viel größer sein. Der weibliche Beckenboden hat außerdem die Möglichkeit, sich so zu weiten, dass ein Kind durch ihn hindurch geboren werden kann. Die Geburtsvorbereiterin Regina Hilsberg schreibt hierzu: «Bei der Austreibungsphase kommt es dann darauf an, das Tor nach draußen zu öffnen. Das Tor nach draußen, das ist der Beckenboden. Leider ist kaum jemandem dieser wichtige Körperteil im Bewusstsein.»

Während der Zeit der Schwangerschaft wird der Beckenboden durch hormonelle Auflockerung und durch das Mehrgewicht des Kindes weicher und nachgiebiger. Es kann sogar sein, dass eine Schwangere während der letzten Monate inkontinent wird. Das bedeutet, sie verliert vorübergehend die Fähigkeit, den Harn zurückzuhalten. Manche Frauen verspüren nach den Senkwehen einen leichten Zug im Beckenboden.

Spezial-Übungen

- Wenn Sie gar kein Gespür für Ihren Beckenboden haben, können Sie die untere Schicht, die Schließmuskelschicht, auf jeden Fall wahrnehmen, wenn Sie während des Urinierens den Beckenboden anspannen und entspannen. Übertreiben Sie nicht und achten Sie darauf, allen Urin auszuscheiden, damit die Harnwege nicht belastet sind.

- Spüren Sie bewusst nach, wenn Sie Stuhlgang haben. Nehmen Sie das Halten und Loslassen des Afterschließmuskels wahr.

- Betrachten Sie die Form und die Öffnungen Ihres Beckenbodens im Spiegel. Spannen Sie Ihren Beckenboden an und lösen Sie Ihren Beckenboden. Schauen Sie, ob Sie die Bewegungen im Spiegel sehen können.

- Betrachten Sie Ihren Beckenboden im Liegen und dann in der Hocke.
- Führen Sie einen Finger in die Vagina ein. Spannen Sie den Beckenboden an und lösen Sie ihn. So können Sie Ihren Beckenboden gut wahrnehmen. Dasselbe können Sie auch während des Geschlechtsverkehrs probieren.

Tipps

- Empfehlenswert ist eine Dammmassage. Beginnen Sie etwa sechs Wochen vor dem errechneten Geburtstermin damit. Die Massage bewirkt, dass das Gewebe um die Vagina herum und zwischen Vagina und After gut durchblutet ist und dehnungsfähig wird. Gleichzeitig bekommen Sie dadurch ganz sicher ein besseres Gefühl für den Damm. Vielleicht kann so ein Dammriss oder Dammschnitt vermieden werden. Falls der Damm trotz aller Vorbereitung und Massage während der Geburt verletzt wurde, so kann er wegen der guten Durchblutung besser heilen.
- Die Dammmassage ist ganz einfach. Ein paar Minuten täglich reichen aus. Es ist wichtig, dass Ihre Finger und der Beckenboden sauber sind. So vermeiden Sie Scheideninfektionen.
- Die klassische Ölmischung für die Dammmassage ist eine Mixtur aus Mandelöl und Weizenkeimöl zu gleichen Teilen. Dieses Öl enthält viel Vitamin E. Fügen Sie dem Ölmix noch ein paar Tröpfchen Rosenöl hinzu. Sie können das Öl in den meisten Hebammenpraxen, Geburtsvorbereitungszentren oder in manchen Apotheken auch als Fertigmischung kaufen. Benutzen Sie nicht zu viel Öl. Ölen Sie Ihren Daumen ein und führen Sie ihn zwei bis drei Zentimeter in die Vagina ein. Vielleicht können Sie auch zwei Daumen einführen.
- Massieren Sie U-förmig mit leichtem Druck den unteren Teil der Vagina in Richtung Darm. Sie können den Druck halten

und Punkt für Punkt vorgehen oder den Daumen streichend hin- und herbewegen. Wenn Sie zwei Daumen eingeführt haben, können Sie die Massage in entgegengesetzte Richtungen ausführen. Sie können außerdem mit Daumen und Zeigefinger das Gewebe innen und außen umfassen und massieren.

- Ihr Partner kann die Massage übernehmen. Er sollte einfühlsam und vorsichtig vorgehen. So bereitet er sich auf die Geburt vor, während er Sie gleichzeitig unterstützt. Er führt die Zeigefinger ein und dehnt die Vagina vorsichtig, bis es leicht zieht. Sie entscheiden, wann es genug ist.
- In den Tagen vor der Geburt lohnt es sich, die Schamlippen sanft zu massieren, denn auch sie erfahren eine starke Dehnung bei der Geburt.

Der Beckenboden während der Schwangerschaft aus yogischer Sicht

Am untersten Teil der Wirbelsäule ist das erste Chakra lokalisiert und strahlt zum Beckenboden hin aus. Diesem Chakra wird die Farbe Rot zugeordnet. Das erste Chakra beeinflusst auch die Beine und die Füße.

Das erste Chakra wird in Indien *Muladhara*-Chakra genannt. *Mula* bedeutet Wurzel und *adhara* Stütze. Mit Hilfe des ersten Chakras kann ein Mensch seine Wurzeln finden und ausbauen. Er weiß, wo sein Platz ist und erfährt Geborgenheit.

Das Wort adhara weist darauf hin, dass der Beckenboden sämtliche inneren Organe stützt. Energetisch hält das Muladhara-Chakra die Lebenskraft. Gerade im Kundalini-Yoga sind Techniken bekannt, mit deren Hilfe man die Lebenskraft in die oberen Chakras pumpen kann. Hierbei wird auch der Beckenboden einbezogen. Diese Techniken machen wacher und lebendiger, sollten jedoch während der Schwangerschaft nicht praktiziert werden, da das erste Chakra sowie der Beckenboden durchlässiger und offener werden sollen. Die Kraft des Muladhara-Chakras dient dazu, das Kind während der Geburt auf die Welt zu schieben.

Vielleicht ist ein durchlässigeres Muladhara-Chakra einer der Gründe,

Tipps

- Wohltuend für das erste Chakra sind Spaziergänge in der Natur. Spüren Sie bewusst die Erde unter Ihren Füßen und betrachten Sie die Bäume. Einige Bäume sind schon sehr alt und haben Dank ihrer starken Wurzeln so manchen Sturm überstanden. Spazieren gehen kräftigt den Beckenboden und regt auf natürliche und sanfte Weise die Ausscheidung an.
- Trinken Sie viel Wasser, sodass Ihr Stuhlgang eine für den Beckenboden angenehme Konsistenz hat. Essen Sie Obst, Gemüse, Körner und leicht verdauliche Milchprodukte, damit Ihre Ausscheidung gut funktioniert.
- Die Farbe Rot in Ihrer Umgebung unterstützt das Muladhara-Chakra und den Beckenboden. Ein Strauß roter Rosen, Bilder in ansprechenden Rottönen oder ein rotes Kleidungsstück geben Kraft.
- Die rote Koralle gehört zu den heiligen Steinen der Tibeter und Indianer. Auch in Indien wird sie von den Heilkundigen verordnet, wenn ein Mensch mehr Stabilität benötigt. Die Koralle besteht aus den Skeletten kleiner Meerestiere und erinnert uns an die eigenen Knochen und ihre Beständigkeit. Ihre Rottöne wirken belebend und erwärmend. Daher ist die Koralle ein guter Stein, wenn man sich gerade zum Ende der Schwangerschaft schwer und träge fühlt und sich gleichzeitig nach Stabilität und Geborgenheit sehnt. Nach der Geburt hat die rote Koralle einen wohltuenden Einfluss auf das erste Chakra und den Beckenboden.
- Das ätherische Öl aus dem Harz des thailändischen Benzoebaums riecht weich und vanilleartig. Es hüllt ein und erdet. Gleichzeitig wirkt Benzoe sanft stimulierend bei Stress und Erschöpfung. Man kann ätherisches Benzoeöl gut bei Massagen im Allgemeinen und bei Dammmassagen im Besonderen einsetzen.
- Sanfte Trommelmusik wirkt erdend.

weshalb viele Frauen, die sich vor der Schwangerschaft als starke und durchsetzungsfähige Menschen kannten, sich nun plötzlich als weicher und hingebungsvoller erfahren. Diese neue Selbstwahrnehmung ist für manche Frau schön und spannend, für andere Frauen kann sie durchaus erschreckend sein.

Es ist bekannt, dass durch intensives Beckenbodentraining auch das Muladhara-Chakra gestärkt und stimuliert wird, sodass eine Frau die Kraft ihres ersten Chakras wieder für sich nutzen kann. Intensives Beckenbodentraining sollte jedoch erst nach der Geburt praktiziert werden. Während der Zeit der Schwangerschaft geht es darum, den Beckenboden zu erspüren und wahrzunehmen.

Die Yogaübung «Beckenkreisen»

Wirkung

- Stimuliert, durchblutet und stärkt den Beckenboden
- Entlastet den unteren Rücken und das Kreuzbein
- Löst Spannungen im Rückenbereich
- Hilft gegen Kreuzschmerzen
- Macht flexibel und entspannt
- Wirkt ausgleichend auf das erste und zweite Chakra

Ausführung

Begeben Sie sich in den Vierfüßlerstand. Die Hände befinden sich unter den Schultern und zeigen leicht nach außen. Die Finger sind gespreizt und die Ellenbogen durchgedrückt. Die Knie platzieren Sie unter den Hüften. Wichtig ist, dass es Raum zwischen den Knien gibt.

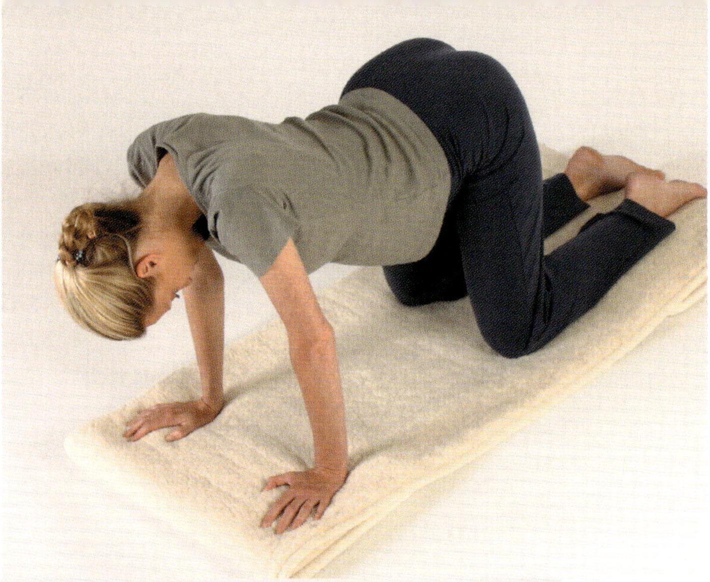

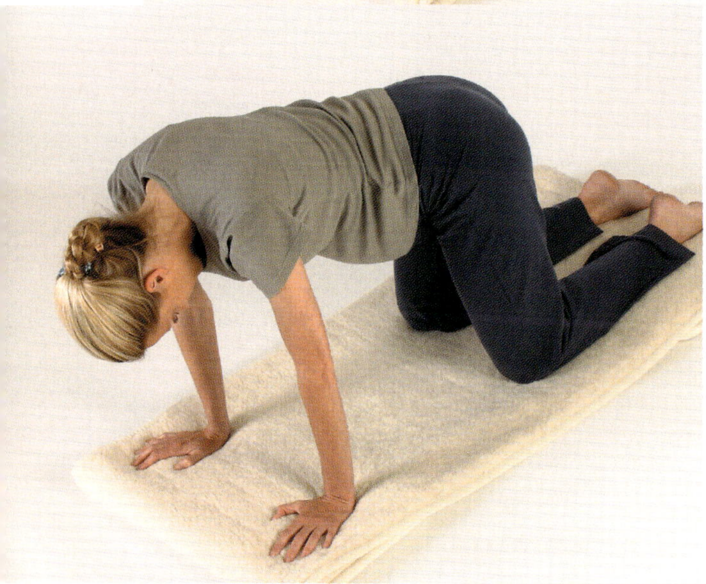

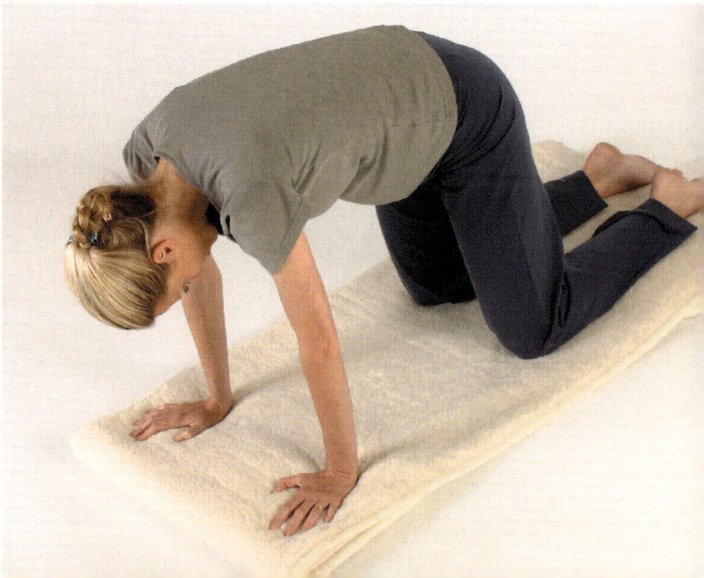

Die Bewegung geht vom mittleren Teil der Wirbelsäule aus. Kreisen Sie Ihr Becken, indem Sie ins Hohlkreuz gehen, das Becken zu einer Seite bewegen, dann den Rücken runden, das Becken zur anderen Seite bewegen und so weiter. Der Oberkörper bleibt ruhig. Sie können sich vorstellen, dass Sie Ihr Gesäß in Ihre Lieblingsfarbe getaucht haben und Sie große oder auch kleinere Kreise mit Ihrem Becken malen. Wechseln Sie die Drehrichtung.

Üben Sie ein bis drei Minuten. Atmen Sie am Ende einmal bewusst ein und aus und entspannen Sie den Körper. Atmen Sie mit geschlossenen Augen zu Ihrem Kind hin, während Sie der Übung nachspüren.

Atmung und Konzentration

Der Atem fließt mit der Bewegung, so wie es Ihnen angenehm ist. Stellen Sie sich vor, dass mit dem Ausatmen alle Spannung hinausströmen kann. Lenken Sie Ihre Aufmerksamkeit zu Ihrem Beckenboden, der während der Übung besonders gut zu spüren ist.

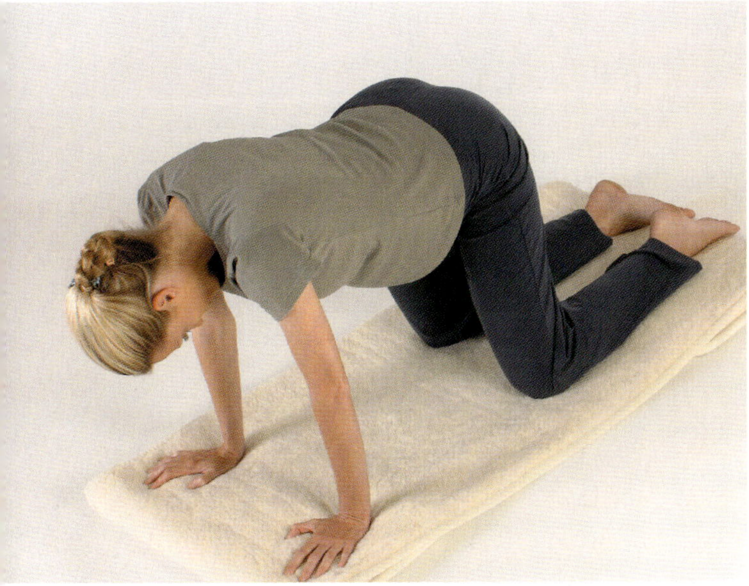

Tipps

- Entspannen Sie während der Übung den Kopf und lassen Sie los.
- Machen Sie Fäuste mit den Händen, falls Ihre Handgelenke geschwollen sind.
- Sie können die Übung auch durchführen, indem Sie die Unterarme ablegen und sich auf Ihre Ellenbogen stützen.
- Das Beckenkreisen kann in anderen Positionen geübt werden, z. B. im Stehen oder wenn Sie sich mit den Händen oder Armen an der Wand oder einem stabilen Möbelstück abstützen. Achten Sie darauf, dass Ihre Füße einen guten Bodenkontakt haben und die Kniegelenke locker sind. Vielleicht möchten Sie den Beckenboden nach einer sinnlichen Trommelmusik bewegen.
- Übrigens: Das Beckenkreisen kann auch während der Geburt ausgeführt werden.

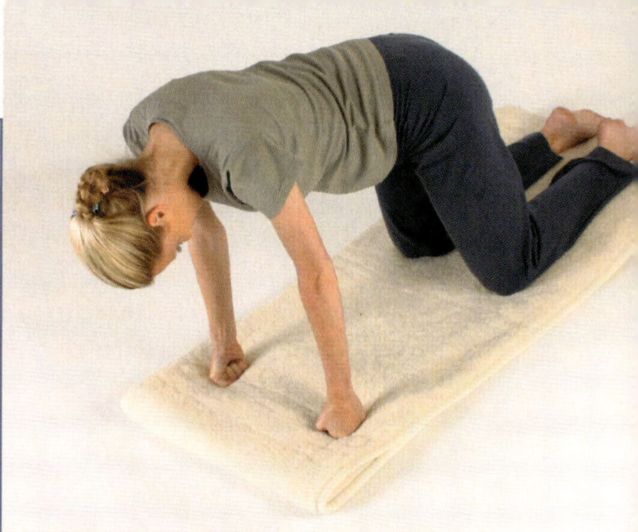

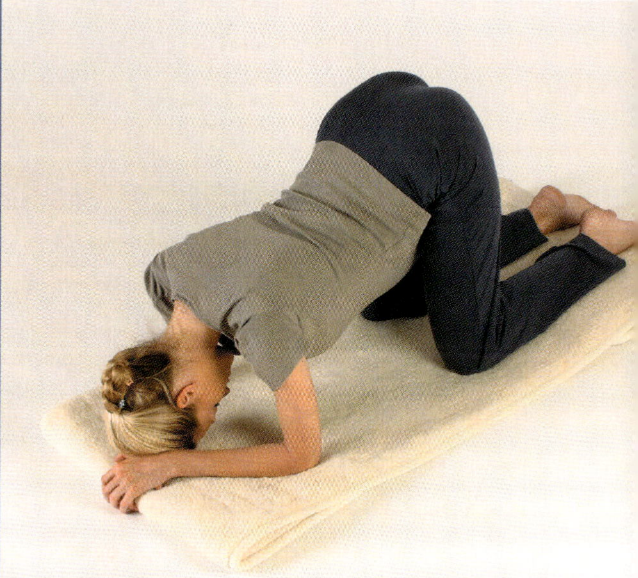

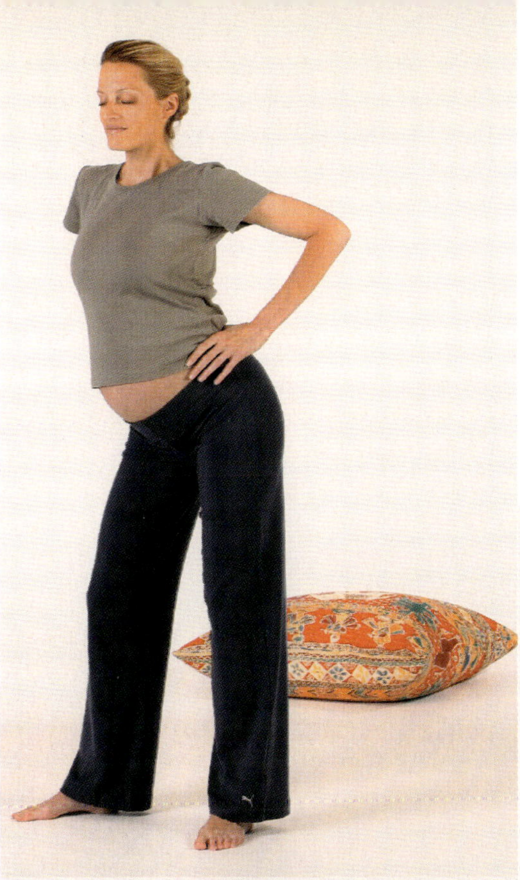

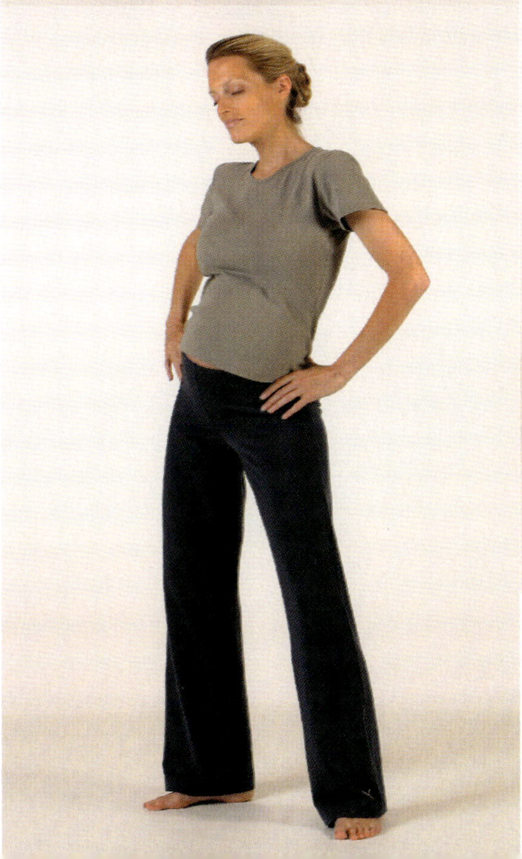

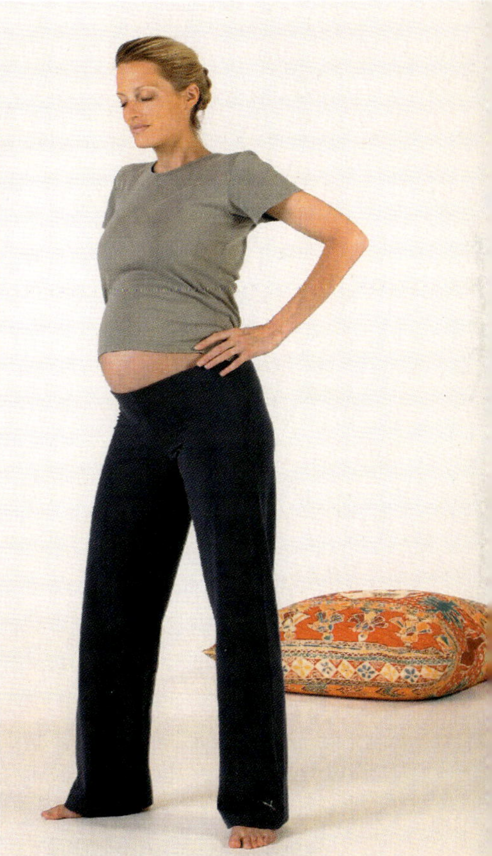

Die Schultern

Aufbau und Funktion

Der Schultergürtel verbindet die Arme mit dem übrigen Körper. Er besteht aus jeweils zwei Knochen. Vorne befinden sich die Schlüsselbeine und hinten die Schulterblätter. Die Schlüsselbeine sind durch Gelenke mit der Brust und den Schulterblättern verbunden.

Die Schulterblätter sind dreieckige Knochen. Sie bilden das Oberarmgelenk. Viele Muskeln setzen an den Schulterblättern an, unter anderem die Muskeln der Arme. Andere Muskeln halten die Schulterblätter an ihrem Platz und ermöglichen gleitende Bewegungen. Über diese Muskelstränge sind die Schulterblätter sogar mit den Rippen verbunden. Der so genannte Kapuzenmuskel oder Trapezius zieht vom Hals aus über die Schultern und die Schulterblätter wie ein Fächer den Rücken hinunter.

In der Schultergegend befinden sich zwei große Nervengeflechte: das Halsgeflecht, welches die Muskeln von Hals, Schultern und Zwerchfell versorgt und das Armgeflecht, das die Arme und Hände mit Nervenenden versieht.

Veränderungen während der Schwangerschaft

Während der Schwangerschaft werden die Bänder und Sehnen des Schultergürtels durch hormonbedingte Wassereinlagerungen weicher, und das Knochengefüge verändert sich. Daher kann es leichter zu Verspannungen im Schulterbereich kommen.

Herz und Lunge benötigen mehr Platz im Brustraum, auch diese Tatsache führt oft zu Muskelverspannungen im Schulterbereich.

Die Brüste wachsen und werden schwerer, was sich zusätzlich belastend auf die Schultern und den oberen Rücken auswirken kann.

Tipps

- Wärme ist wohltuend und wirkt lösend auf die Muskeln. Sie können beim Duschen warmes Wasser auf Nacken, Schultern und oberen Rücken fließen lassen. Von Ärzten wird so genannte «feuchte Wärme» empfohlen: Nehmen Sie ein Handtuch, legen Sie darauf eine angenehm warme Wärmflasche und obenauf einen feuchten Waschlappen. Positionieren Sie das Ganze so auf Bett oder Sofa, dass Sie sich entspannt darauf legen können.
- Eine gerade Haltung entlastet Ihre Schultern. Die Brust ist dabei aufgerichtet, die Schultern nach unten und hinten gezogen.
- Eine Massage des Nackens und der Schultern mit warmem Öl kann Wunder wirken. Vielleicht verschreibt Ihnen Ihr Arzt Nackenmassagen.

Die Schultern während der Schwangerschaft aus yogischer Sicht

So manche schwangere Yogaschülerin klagt über Schmerzen im Schulter- und Nackenbereich. Diese Verspannungen können auch seelische Ursachen haben. Vielen Frauen lastet der Druck der Verantwortung für das Kind und das eigene Wohlergehen regelrecht auf den Schultern.

Man hat in Studien herausgefunden, dass schwangere Frauen ängstlicher werden können. Das hat verschiedene Gründe: Gerade wenn eine Frau das erste Mal schwanger ist, ändert sich vieles in ihrem Leben. Sie nimmt ihren Körper anders wahr und hat vielleicht ein größeres Bedürfnis nach Geborgenheit.

Bei einigen Frauen kann die Unsicherheit hinzukommen, ob und wie sie die Mutterrolle ausfüllen werden. Viele haben Angst vor der Geburt oder um die Gesundheit ihres Kindes. Andere Frauen stellen eine veränderte Leistungsfähigkeit im Beruf fest, und bei vielen steht ein Wohnungswechsel an.

Deshalb kann es sein, dass eine Schwangere unbewusst die Schultern hoch- und den Kopf einzieht, um sich vor all den Herausforderungen zu ducken und abzutauchen. Das kann zu Schmerzen führen und die Atmung negativ beeinflussen, denn Teile der Atemmuskulatur sind mit Schlüsselbeinen und Schulterblättern verbunden. Eine flache Atmung und Schmerzen intensivieren die Angst, und die Betroffene findet sich bald in einer Spirale von Angst und Spannung wieder.

Daher wird beim Yoga sehr intensiv darauf geachtet, die Schultern zu lösen. So findet man leichter Lösungswege für die Herausforderungen des Lebens, hat einen Zugang zu seiner Kreativität und fühlt sich wacher. Die Lebenskraft, die durch Energiebahnen zum Kopf fließt, kann freier strömen, und das stärkt Intuition und Lebensfreude.

Wenn die Lungen mehr Platz zum Atmen haben, gelangt mit dem Einatmen genügend Sauerstoff und Lebensenergie in den Körper, und mit dem Ausatmen kann sich der Körper von Kohlendioxid und von alten Spannungen befreien.

Tipps

- Vielleicht kann Ihr Partner oder eine Freundin die Hände auf Ihre Schulterblätter legen, sodass Sie sich in die haltenden Hände hinein entspannen können. Die Hände sollten warm sein. Geben Sie Ihre Spannungen bewusst in die Hände ab.
- Lernen Sie, Ihre Ängste auszusprechen und Wünsche nach Unterstützung und Hilfe zu formulieren.
- Es ist gesund und kommt Ihren Schultern zugute, wenn Sie tagsüber entspannen (siehe Entspannungsübung Seite 106).
- Der Duft der Orange wirkt entspannend und erheiternd. Er hilft bei Ängstlichkeit und Nervosität und ist wohltuend, gerade wenn eine Schwangere das Bedürfnis nach Wärme verspürt.
- Der Smaragd ist ein heilender Stein bei Angst und Spannung. Er wirkt stärkend und beruhigend, schenkt Frieden und harmonisiert.

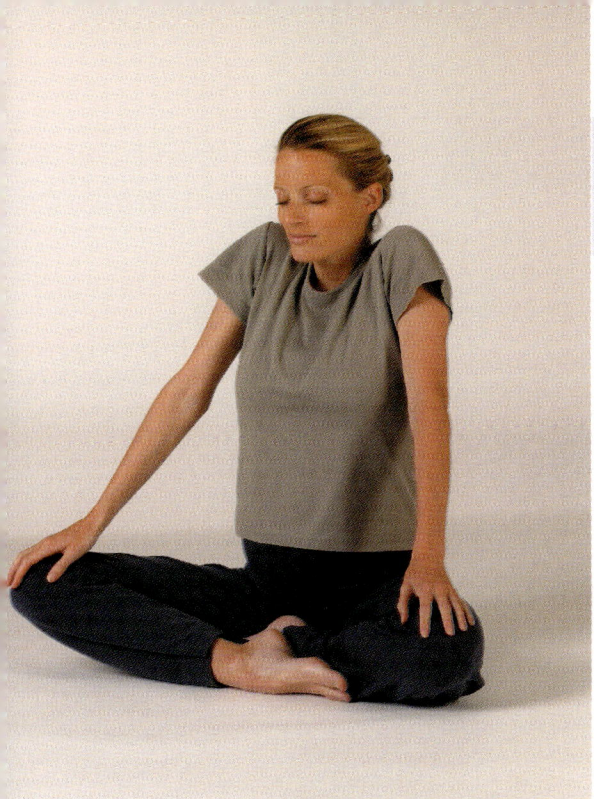

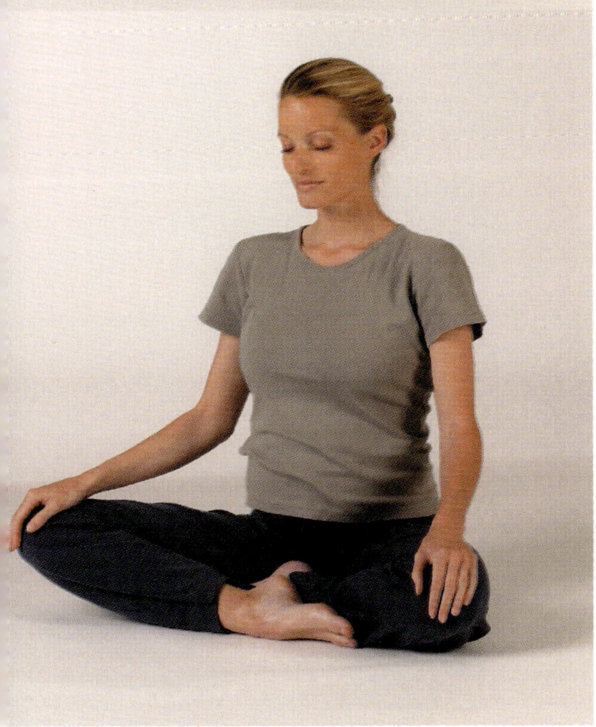

Die Yogaübung «Schulterübung»

Wirkung

- Lösend und entspannend für die Schultern
- Wirkt stimmungserhellend
- Macht wach
- Öffnet die Energiekanäle zum Kopf
- Wirkt positiv auf Nerven und Atmung

Ausführung

Ausgangsposition ist der Sitz mit gekreuzten Beinen. Die Hände ruhen entspannt auf den Knien. Richten Sie Ihre Wirbelsäule auf und schieben Sie die Brust vor. Mit dem Einatmen ziehen Sie die Schultern so hoch wie möglich, mit dem Ausatmen lassen Sie die Schultern wieder sinken.

Nachdem Sie die Übung ein bis zwei Minuten ausgeführt haben, spüren Sie ihr nach und lassen Ihre Schultern ganz schwer werden. Atmen Sie mit geschlossenen Augen zu Ihrem Kind hin.

Atmung und Konzentration

Sie atmen durch die Nase ein und aus. Beim Einatmen ziehen Sie die Schultern hoch, beim Ausatmen lassen Sie sie fallen. Stellen Sie sich vor, dass Sie mit dem Ausatmen alle Spannung abgeben. Konzentrieren Sie sich innerlich auf den Punkt zwischen Ihren Augenbrauen.

TIPPS

- Wenn Sie die Übung das erste Mal durchführen, ziehen Sie die Schultern langsam und bewusst in Richtung Ohren und lassen Sie sie dann behutsam wieder sinken. Üben Sie in einem schnelleren Rhythmus, wenn Sie sich sicherer fühlen.
- Sie können die Schulterübung auf einem Stuhl oder im Fersensitz praktizieren oder sich zur Unterstützung des Schneidersitzes ein Kissen unter das Gesäß legen.

Hals und Schilddrüse

Aufbau und Funktion

Die Schilddrüse ist ein ungefähr fünfundzwanzig Gramm schweres, hufeisenförmiges Organ, das in der Halsregion vor der Luftröhre liegt. Es befindet sich unter dem Kehlkopf.

In der Schilddrüse werden Hormone gebildet, die bei Bedarf in den Blutkreislauf abgegeben werden. Die Schilddrüsenhormone können die Herzarbeit und die Körpertemperatur steuern sowie den Fettabbau beschleunigen, wenn man Energie benötigt. Sie bewirken außerdem eine Aktivitätszunahme des Nervensystems. In der Kindheit und Jugendzeit spielt die Schilddrüse eine wichtige Rolle beim Wachstum des Skeletts und der inneren Organe.

Die Nebenschilddrüsen sind vier weizenkorngroße Knötchen an der Rückseite der Schilddrüse. Sie schütten ein Hormon aus, das Kalzium aus den Knochen freisetzt. Für die Nerven und Muskeln muss immer genügend Kalzium im Blut sein, damit sie gut funktionieren. Zeichen für eine Unterfunktion der Nebenschilddrüsen können Übererregbarkeit der Nerven und Muskelkrämpfe sein.

Veränderungen während der Schwangerschaft

Während der Schwangerschaft benötigt der Körper mehr Energie, denn durch das Wachstum des Kindes müssen alle Organe der Mutter auf Hochtouren arbeiten. Das Mehr an Energie wird durch die Schilddrüse stimuliert, indem sie verstärkt Hormone bildet und in den Blutkreislauf abgibt.

Zusätzlich ist der Kalziumspiegel im Blut der Mütter ohnehin erhöht, damit dem Kind genügend Kalzium zum Aufbau seiner Knochen zur Verfügung steht. So haben auch die Nebenschilddrüsen während der Schwangerschaft mehr zu tun.

Tipps

- Viele Ärzte und Ärztinnen verordnen Jodtabletten während der Schwangerschaft, weil die Schilddrüse zur Bildung ihrer Hormone Jod benötigt. Jod kommt auch in Meerespflanzen, Fisch und jodierten Nahrungsmitteln vor.
- Wenn eine Schwangere viel Stress hat, ist die Schilddrüse noch stärker belastet. Für eine ausgeglichene Schilddrüsenfunktion ist es ratsam, dass Sie immer wieder Entspannungsphasen in Ihren Tagesablauf einbauen.
- Das Kind im Mutterleib benötigt Kalzium aus dem Blut der Mutter, um seine Knochen aufzubauen. Deshalb ist es wichtig, dass Sie genügend kalziumhaltige Nahrungsmittel, wie zum Beispiel Milch, Nüsse oder Soja zu sich nehmen. Molkereiprodukte, Spinat und Petersilie enthalten Kalzium und unterstützen außerdem die Aufnahme von Kalzium in den Körper.
- Weleda Aufbaukalk intensiviert die Aufnahme und Verwertung von Kalzium.

Hals und Schilddrüse während der Schwangerschaft aus yogischer Sicht

Die Schilddrüse wird von dem fünften Chakra regiert. Sein indischer Name ist *Vishuddha*-Chakra. Vishuddi bedeutet «reinigen». Die Farbe dieses Chakras ist hellblau. Sein Element ist der Äther, der nach yogischem Verständnis den Elementen Erde, Wasser, Feuer und Luft erst den Raum gibt, ihre Wirksamkeit zu entfalten.

Das fünfte Chakra beeinflusst neben der Schilddrüse den gesamten Halsbereich, die Arme, den Kehlkopf, die Stimme und die Sprache. Mit Hilfe der Sprache teilt der Mensch anderen seine Gedanken, Ideen und Visionen mit. Er nutzt sie darüber hinaus, um die Bewegungen und Bedürfnisse der unteren vier Chakras zu kommunizieren.

Das fünfte Chakra ist außerdem mit dem Hörsinn verbunden. Zugleich nimmt man in diesem Chakra seine eigene innere Stimme wahr, wenn man in sich hineinlauscht. Um sich und andere wirklich erkennen zu können, ist Folgendes wichtig:

Achten Sie darauf, dass Ihre Rezeptoren für die Selbstwahrnehmung und die Wahrnehmung anderer fein entwickelt und gereinigt sind, sodass Sie mehr und mehr zwischen den Zeilen lesen können.

Während der neun Monate der Schwangerschaft wandeln sich Körper und emotionale Bedürfnisse einer Frau. Die Schwangere erfährt Neues über sich und das Leben, vieles verändert sich. Schwangerschaft ist eine Zeit, um nach innen zu lauschen, das wachsende Kind zu spüren und Vertrauen zu der eigenen inneren Stimme zu entwickeln. In dieser Zeit können Sie lernen, Ihre Bedürfnisse zu spüren und sie mit Hilfe Ihrer Stimme auszudrücken. Sie können mit Ihrem Kind sprechen oder ihm vorsingen. Wenn das Kind geboren ist, wird es etwas Vertrautes vorfinden: Ihre Stimme.

Tipps

- Tönen und Singen sind wunderbare Techniken, um das fünfte Chakra zu stärken.
- Einen wolkenlosen blauen Himmel zu betrachten und seine Weite und Reinheit zu genießen hat einen heilenden Einfluss auf die Halsregion und die Schilddrüse.
- Ebenso entspannend ist es, die Spiegelung des Himmels in einem klaren See, Fluss oder Meer anzusehen. Wasser und Wellen sind wie die Gefühle, das Blau und die Klarheit ist wie der Raum, in dem sie sich ausdrücken können.
- Der Aquamarin ist ein Edelstein, dessen Blau an die Spiegelung des Himmels im Wasser erinnert. Eine alte Legende sagt, dass dieser Stein aus dem Schatzkästlein der Meerjungfrauen stammt. Der Aquamarin wirkt ausgleichend auf die Drüsen und das Nervensystem. Seine harmonisierende Wirkung unterstützt die Fähigkeit, empfindsamer für die (Körper-)Sprache anderer zu werden und sich selber besser begreifen zu können.
- Hellblaue Kleidungsstücke stärken die Halsregion. Bei Halsentzündungen wird ein blaues Seidentuch empfohlen, mit dem man den Hals schützen kann.
- In der Kundalini-Yoga-Lehre werden hellblaue Vorhänge für das Wochenbett empfohlen, weil Hellblau harmonisierend auf Nerven und Schilddrüse wirkt.
- In Indien werden Datteln gereicht, um die Funktion der Schilddrüse zu stärken.
- Ätherisches Lavendelöl stabilisiert, beruhigt und erfrischt gleichzeitig. Sein Duft gleicht Stimmungsschwankungen aus, fördert das Loslassen im Allgemeinen und den Schlaf. Es steht für Reinheit, Frische und Wahrheit. Aromatherapeuten nennen es auch das «Öl der Mitte». Geben Sie fünf Tropfen Lavendelöl in das Wasser einer Duftlampe, wenn Sie verunsichert und nervös sind und gerne mehr Ruhe und Klarheit hätten.

Die Yogaübung «Das Kopfkreisen»

Wirkung

- Wirkt lösend auf Spannungen im Brust-, Schulter- und Nackenbereich
- Öffnet die Energiekanäle zum Kopf
- Die Schilddrüse und die Nebenschilddrüsen werden sanft massiert und in ihrer Funktion gestärkt

Ausführung

Die Ausgangsposition ist der Sitz mit gekreuzten Beinen. Sie richten Ihre Wirbelsäule gerade auf. Ihre Hände ruhen auf den Knien. Drücken Sie die Brust vor, während Sie Ihre Schultern locker lassen. Machen Sie den Hals lang.

Bewegen Sie Ihren Kopf so, dass sich Ihr linkes Ohr in Richtung der linken Schulter neigt.

Kreisen Sie mit Ihrem Kopf in einem Halbkreis über den Nacken nach hinten, bis sich das rechte Ohr über der rechten Schulter befindet.

Kreisen Sie dann Ihren Kopf so, dass Sie ihn in einem Halbkreis über die Brust bewegen, bis Ihr linkes Ohr sich wieder über der linken Schulter befindet. Fahren Sie für eine Minute mit dem Kopfkreisen fort. Wechseln Sie dann die Richtung. Atmen Sie tief ein und aus, spüren Sie der Übung nach und atmen Sie mit geschlossenen Augen zu Ihrem Kind hin.

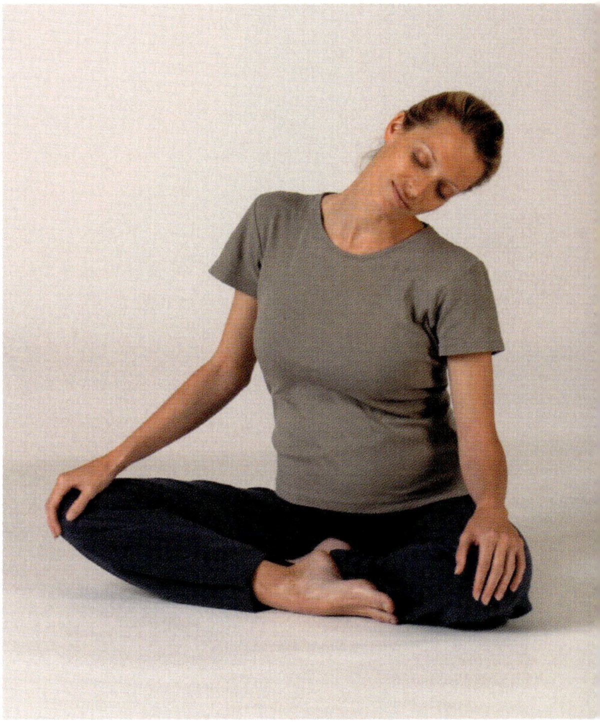

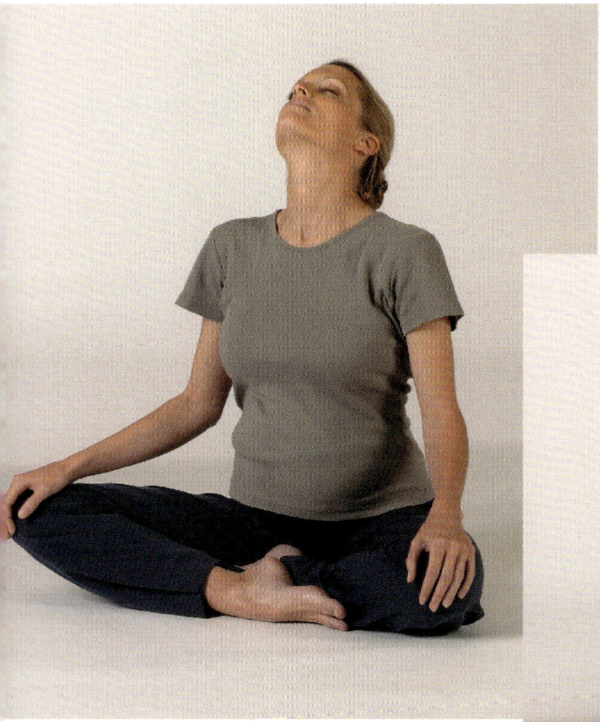

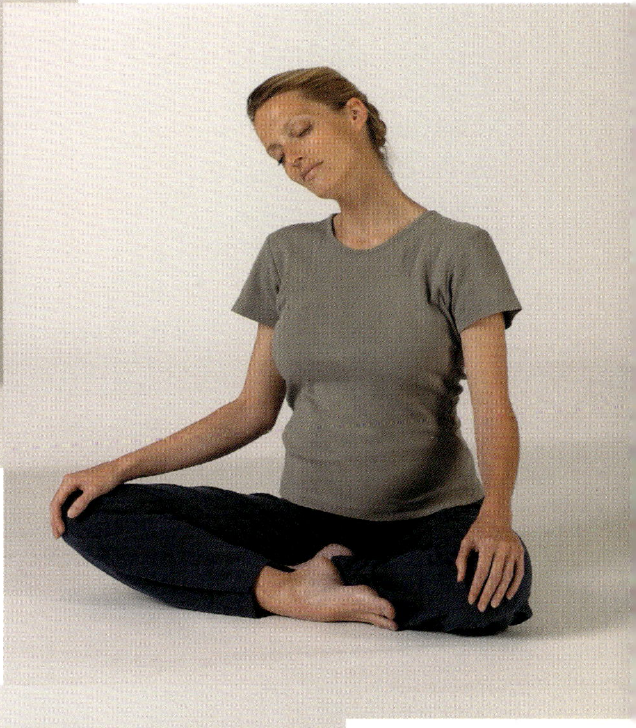

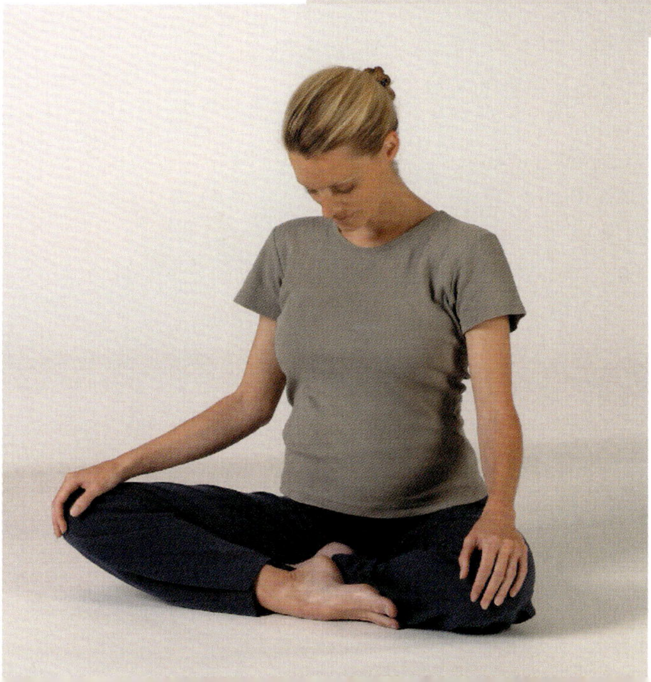

Atmung und Konzentration

Atmen Sie durch die Nase ein, wenn Sie den Kopf nach hinten kreisen, und aus, wenn Sie den vorderen Halbkreis beschreiben. Stellen Sie sich vor, dass alle Spannung mit dem Ausatmen hinausfließen darf.

Konzentrieren Sie sich innerlich auf den Punkt zwischen Ihren Augenbrauen.

Tipps

- Kreisen Sie Ihren Kopf langsam und behutsam.
- Sollten Sie Spannungen oder Schmerzen in einem Muskelstrang fühlen, ist es gut, einen Augenblick mit dem Kreisen innezuhalten und in diesen Bereich hineinzuatmen.
- Sollten Sie sich unwohl dabei fühlen, die Halswirbelsäule weit nach hinten zu biegen, machen Sie die hinteren Halbkreise kleiner. Ist Ihnen auch das unangenehm, wenden Sie den Kopf mit dem Einatmen nach links und mit dem Ausatmen nach rechts.

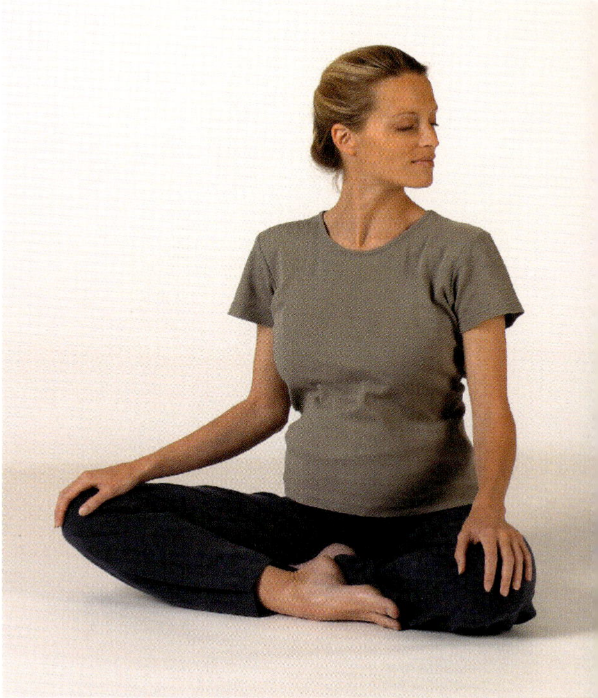

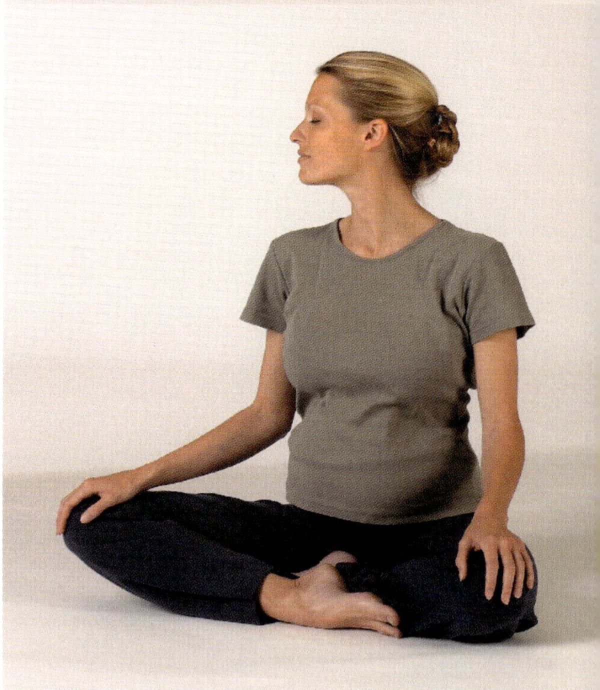

Der gesamte Körper

Millionen von Zellen bilden die Grundbausteine des menschlichen Körpers. Gleichartige Zellgruppen formen die Gewebe der Organe, Nerven, Knochen und Muskeln. Die Arbeit der Zellen, Gewebe und Organe ist genau aufeinander abgestimmt.

Ein Mensch ist nach der Definition der Weltgesundheitsorganisation gesund, wenn er körperlich und seelisch im Gleichgewicht ist: «Gesundheit ist ein Zustand völligen körperlichen, seelischen und sozialen Wohlbefindens.»

Natürlich kann ein solcher Zustand immer angestrebt werden, doch meist erreicht man ihn nur für Augenblicke. Das Leben ist wie ein Fluss, und wie das Wasser eines Flusses den unterschiedlichsten Strömungen und Prozessen ausgesetzt ist, so sind das auch der Körper und der Geist.

Veränderungen während der Schwangerschaft

Während der Schwangerschaft verändern sich viele Körperorgane. Die Botenstoffe des Körpers, die Hormone, sorgen dafür, dass das Gewebe gelockert und besser durchblutet und das Zellwachstum im Körper der Mutter angeregt wird. Das Herz vergrößert sich, die Lungen arbeiten verstärkt, die Leber und die Nieren entgiften mehr, die Verdauung ist intensiviert, die Körperdrüsen arbeiten auf Hochtouren, das Körpergerüst ist stärker belastet, Bänder und Sehnen werden weicher und die Muskeln ändern ihre Haltefunktion.

Man hat festgestellt, dass eine Schwangere selbst während einer Ruhephase schon mittelschwere Arbeit leistet. So ist es kein Wunder, dass gerade zum Ende der Schwangerschaft Ihr Körper Schwerstarbeit verrichtet, wenn Sie zum Beispiel Treppen steigen oder Hausarbeiten erledigen.

Tipps

- Gönnen Sie sich Ruhepausen und geben Sie einem eventuell erhöhten Schlafbedürfnis nach. Es ist übrigens völlig normal, wenn eine Frau besonders gegen Ende der Schwangerschaft nachts häufiger wach wird.
- Bewegen Sie sich: Spaziergänge, Schwangerschaftsgymnastik, Bauchtanz, Schwimmen oder Yoga sind wohltuend für Ihren Körper, selbst wenn es Ihnen zum Ende der Schwangerschaft nicht immer leicht fallen sollte. Bewegung fördert die Durchblutung, massiert die inneren Organe und stärkt die Muskeln.
- Die Schwangerschaft ist ein Ausdruck Ihrer Gesundheit: Ihre Organe arbeiten intensiver, und die Psyche stellt sich jetzt schon darauf ein, dass Sie bald Mutter werden: Sie verändern sich. Es kann deshalb sein, dass Sie äußerlichem Stress nicht mehr so begegnen können wie vor der Schwangerschaft oder dass Sie manche Menschen, Tätigkeiten und Situationen plötzlich als anstrengend empfinden. Das ist ganz normal, wenn auch nicht immer erfreulich. Seien Sie geduldig mit sich, und lassen Sie öfter mal die Seele baumeln. Lernen Sie, Ihre Bedürfnisse auszusprechen. Manchmal ist es gut, Hilfe von außen zu fordern oder eine überfordernde Arbeitssituation mit dem Arzt oder der Hebamme zu besprechen.

Der Körper während der Schwangerschaft aus yogischer Sicht

In der Yoga-Lehre gilt der Körper als Tempel, in dem die Seele wohnt. Der Körpertempel ist vergänglich, die Seele unsterblich. Je besser Sie für Ihren Körper sorgen und seine Funktionen unterstützen und verfeinern, desto angenehmer ist es für die Seele, darin zu wohnen.

Der Körper steht in der Yoga-Lehre für die Tür zur Seele. Der Verbindung mit der eigenen Seele folgt ein Zustand von tiefem Frieden und ein Gefühl von Einheit mit dem gesamten Universum.

Um den Körper in seiner Gesamtheit zu stärken, helfen Yogaübungen, die besonders das siebente Chakra aktivieren und den Energiefluss dorthin unterstützen. Der Name des siebenten Chakras ist *Sahasrara*-Chakra. Sahasrara bedeutet «tausend» oder tausendfach. Das Sahasrara-Chakra befindet sich am Scheitelpunkt, und sein Symbol ist ein weißer, tausendblättriger Lotus.

Eine schwangere Frau ist in einer besonderen Situation. Ihr Körper ist der Tempel der Seele, und zugleich stellt sie ihn ihrem Kind für die Zeit der Schwangerschaft zur Verfügung. Die Kundalini-Yoga-Lehre zollt deshalb Frauen und Müttern besonderen Respekt. Alle Menschen sind einmal durch den Körper und die Liebe einer Frau auf diese Welt gekommen und haben durch sie die Chance erhalten, zu lernen, zu atmen, zu spielen und zu lieben.

Tipps

- Praktizieren Sie so oft wie möglich für elf Minuten die tiefe Entspannung. (s. S. 106 ff.)
- Lassen Sie sich die auf Seite 114 f. beschriebene Phantasiereise zum inneren Tempel vorlesen. Sie wirkt heilend und kräftigend.
- Weiße Kleidung stärkt die Aura. Eine starke Aura harmonisiert den Körper und seine Organe.
- Der Duft von Jasmin löst auf wohltuende Art Begrenzungen auf und fördert die Einheit mit dem Kind. Es ist das klassische Schwangerschafts- und Geburtsöl. Gleichzeitig unterstützt das ätherische Öl der Jasminblüte das siebente Chakra. Es ist ein sinnliches Öl der Fülle und vermittelt das Gefühl, dass Geben und Nehmen eins sind.
- Stärkend für das siebente Chakra und deshalb für den gesamten Organismus ist das Erleben von Weite der Natur und der Nähe zum Himmel. Bergwanderungen können diese Erfahrung schenken. Am Gipfel angelangt, kann man die Erfahrung von Unbegrenztheit machen, den Blick schweifen lassen und Abstand zu den Problemen des Lebens bekommen. Weil Bergwanderungen und Gipfelbesteigungen für die meisten Schwangeren zu anstrengend sind, finden Sie auf Seite 117 ff. eine Phantasiereise, die eine Bergwanderung beschreibt.

Die Yogaübung «Sat Kriya für Schwangere»

Wirkung

- Streckt die Wirbelsäule
- Stärkt die Nerven
- Durchblutet und stimuliert die inneren Organe
- Lässt die Lebensenergie fließen
- Verbindet die Energie der einzelnen Chakren mit dem siebten Chakra
- Wirkt wohltuend auf den gesamten Organismus
- Beruhigt und zentriert durch das Mantrasingen

Ausführung

Sie befinden sich im Fersensitz. Sie richten Ihre Wirbelsäule gerade auf und heben Ihre Brust an. Strecken Sie Ihre Arme gerade über den Kopf und legen Sie Ihre Hände gegeneinander. Lassen Sie dabei bewusst die Schultern locker und machen Sie den Hals lang.

Singen Sie das Mantra *Sat Nam* in einem Atemzug. *Sat* bedeutet «Wahrheit», *Nam* «Identität» oder «Selbst». Fahren Sie ein bis drei Minuten mit dem Üben fort.

Atmen Sie am Ende tief ein und aus, lösen Sie dann Ihre Arme und spüren Sie der Übung nach. Atmen Sie mit geschlossenen Augen zu Ihrem Kind hin.

Atmung und Konzentration

Konzentrieren Sie sich innerlich auf Ihren Scheitelpunkt. Atmen Sie durch die Nase ein und singen Sie das Mantra mit dem Ausatmen in einem Atemzug. Strecken Sie ganz bewusst die Arme.

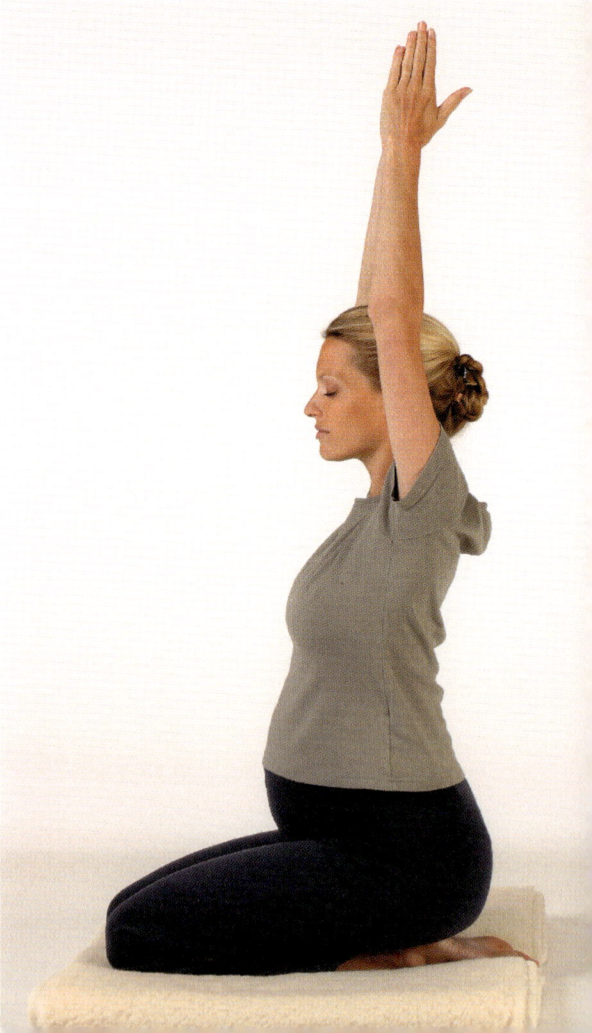

Tipps

- Platzieren Sie ein Kissen zwischen Ihren Fersen und dem Gesäß.
- Sie können diese Übung auf einem Stuhl sitzend ausführen. Achten Sie darauf, dass Ihre Füße guten Bodenkontakt haben und Ihre Wirbelsäule aufgerichtet ist.
- Diese Übung ist nicht einfach. Sie können schon für die Geburt üben, konzentriert zu bleiben, und Atemzug für Atemzug durch die Übung gehen. Konzentrieren Sie sich dabei auf das Singen.
- Entspannen Sie Ihre Stirn und lassen Sie Ihren Unterkiefer locker.
- Beginnen Sie mit dreißig Sekunden Übungsdauer und steigern Sie sie allmählich auf drei Minuten.

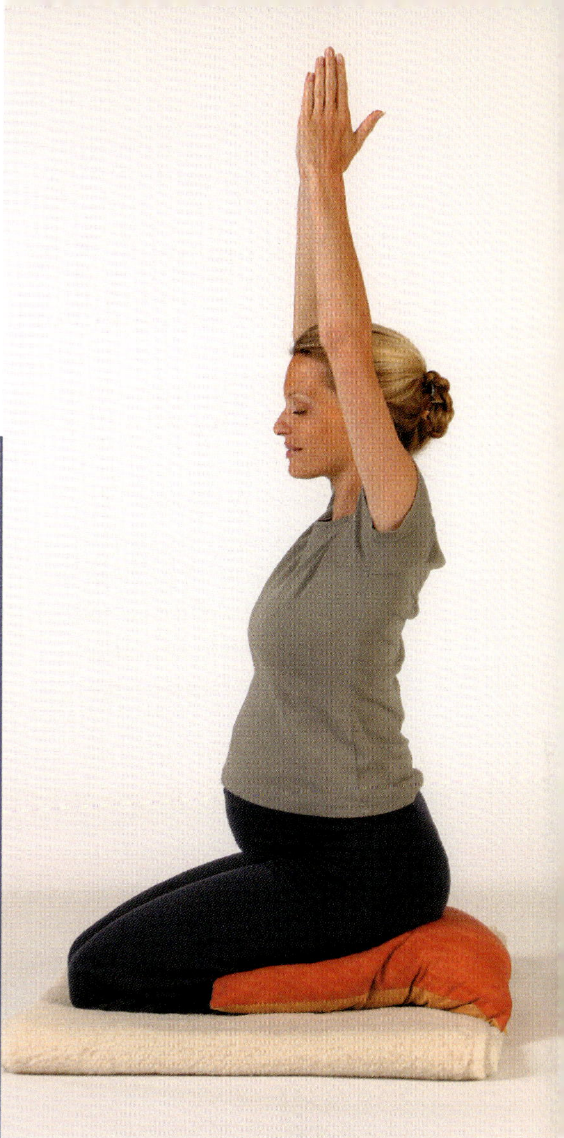

Das gesamte Yogaset auf einen Blick

1. «Herzöffner»

- Sitzen Sie mit gekreuzten Beinen und richten Sie Ihre Wirbelsäule auf. Heben Sie Ihre Brust. Strecken Sie die Arme im 60°-Winkel nach oben. Die Handflächen schauen nach vorne. Die Daumen zeigen zum Himmel. Die restlichen Finger sind so eingerollt, dass sie die Fingerwurzeln berühren. Halten Sie diese Position für ein bis drei Minuten.
- Atmen Sie während der Übung lang und tief in den Bauch ein und wieder aus.

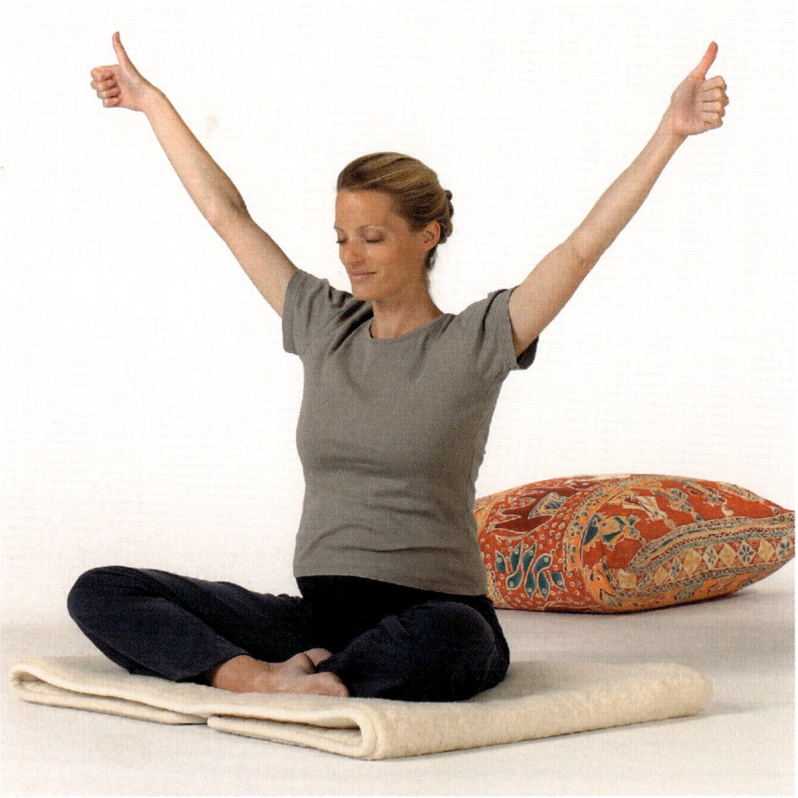

2. «Kamelritt» im Fersensitz

- Sie sitzen im Fersensitz. Ihre Hände ruhen entspannt auf den Oberschenkeln. Stellen Sie sich einen feinen und starken Faden vor, der an Ihrem Scheitelpunkt befestigt ist und Sie nach oben zieht. So sitzen Sie gerade.

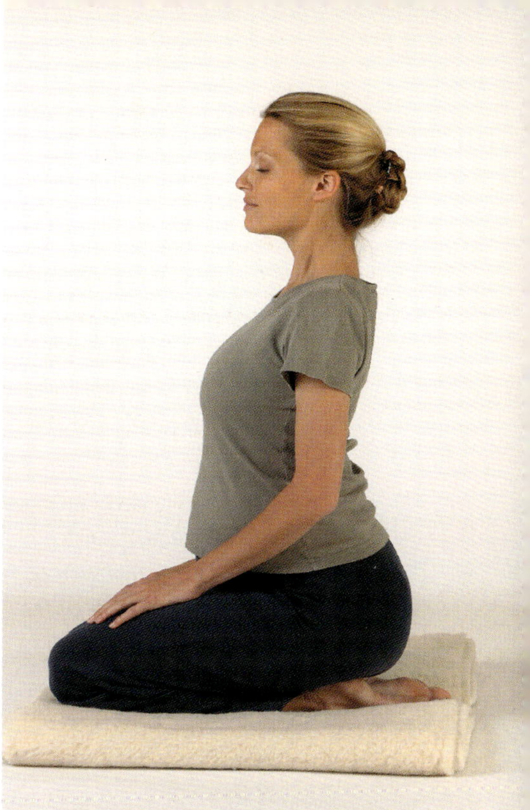

- Mit dem Einatmen drücken Sie Ihre Brust vor, während Schultern und Becken auf einer Ebene bleiben. Mit dem Ausatmen runden Sie Ihren Rücken. Üben Sie ein bis drei Minuten.

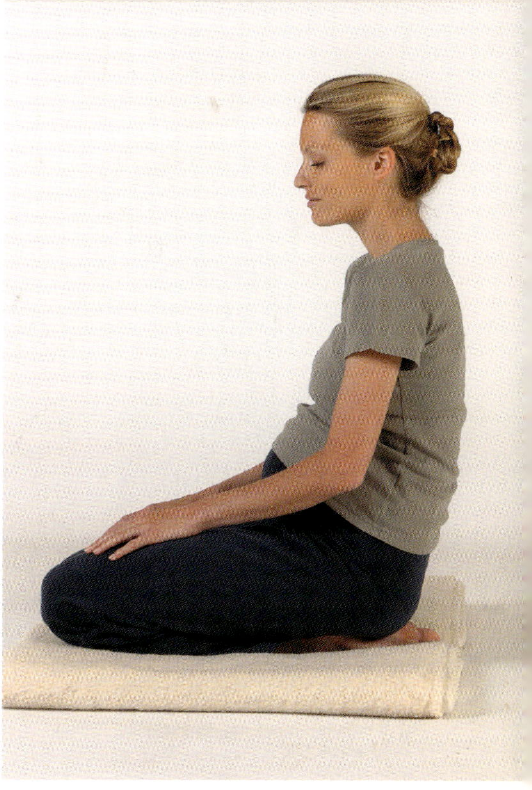

3. «Drehübung» im Stehen

- Stellen Sie sich so hin, dass Ihre Füße guten Kontakt zum Boden haben. Drücken Sie die Knie durch. Ihre Oberarme sind parallel zum Boden ausgestreckt. Ihre Hände umfassen beide Schultern. Die Finger zeigen dabei nach vorne, und die Daumen zeigen nach hinten. Ihr Becken bleibt während der gesamten Übung nach vorne gerichtet.
- Mit dem Einatmen drehen Sie den Oberkörper nach links und mit dem Ausatmen nach rechts. Ihr Kopf dreht sich dabei mit. Halten Sie die Arme parallel zum Boden und drücken Sie die Ellenbogen nach hinten, sodass Ihr Brustkorb weit bleibt. Bewegen Sie Beine und Becken so wenig wie möglich. Üben Sie eine Minute.

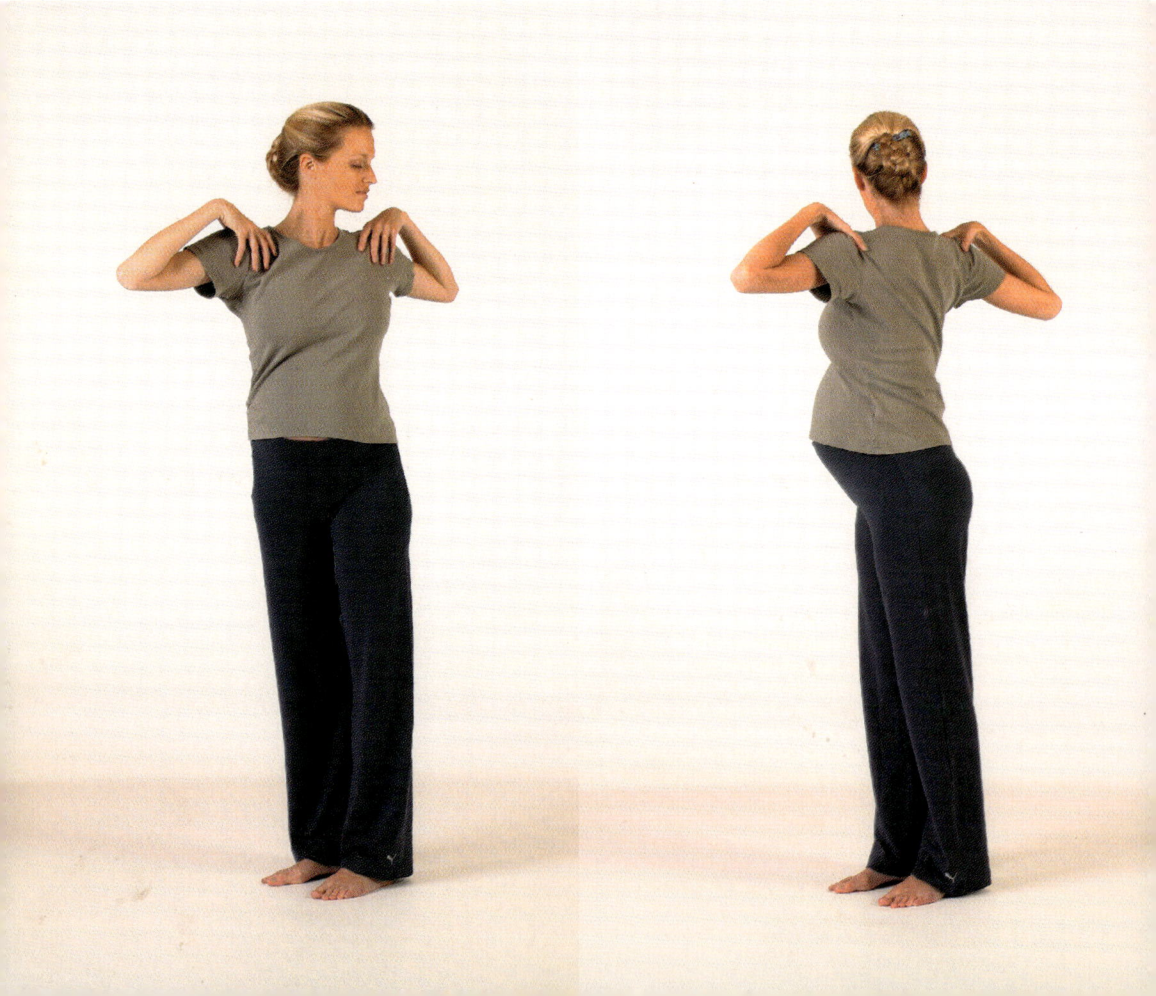

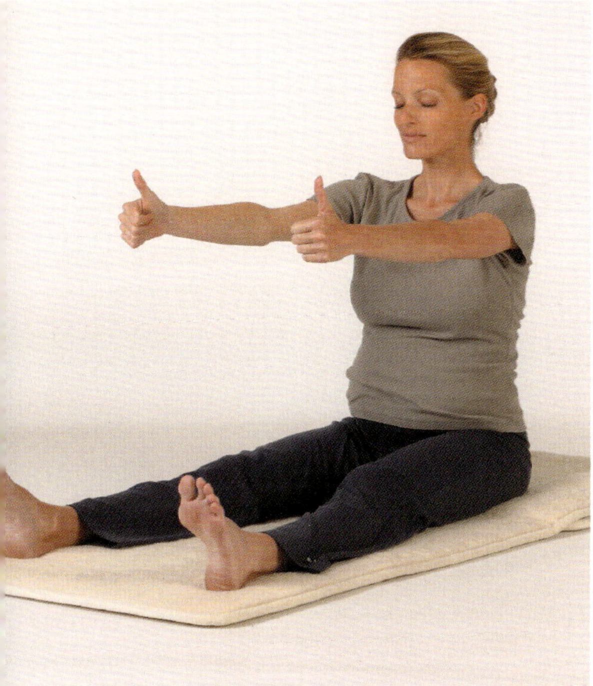

4. «Lebensmut und Nieren»

- Sie sitzen auf dem Gesäß und strecken Ihre Beine aus. Grätschen Sie die Beine so, dass Ihr Bauch Platz hat. Ganz wichtig ist, dass Sie Ihre Zehen in Richtung Körper ziehen, damit Ihre Waden gestreckt sind. So vermeiden Sie Wadenkrämpfe. Strecken Sie Ihre Arme gerade nach vorne und parallel zum Boden aus. Machen Sie Fäuste mit Ihren Händen, nur die Daumen zeigen zur Decke.

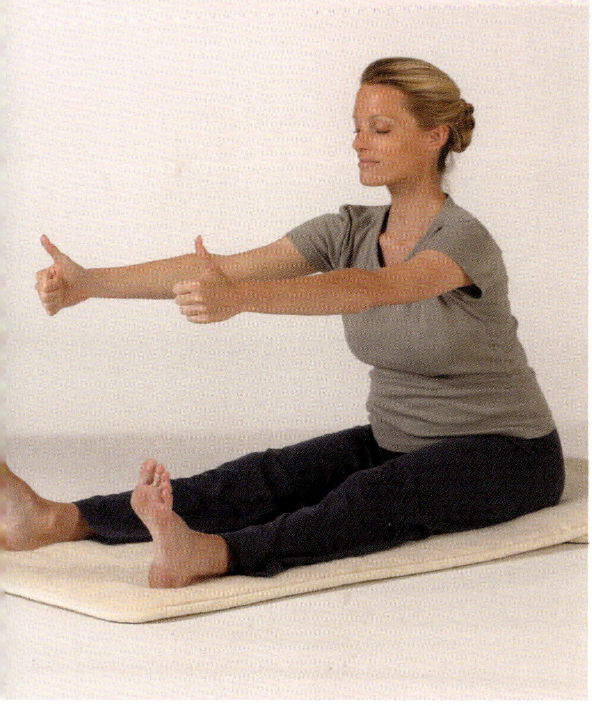

- Mit dem Einatmen ist Ihr Oberkörper gerade aufgerichtet. Mit dem Ausatmen schieben Sie Ihren Körper vor, als würde Sie jemand nach vorne und zu sich hin ziehen. Die Bewegung kommt dabei ausschließlich aus dem unteren Rücken. Ihre Arme bleiben gerade. Der ganze Rücken bewegt sich vor, während Ihre Beine gestreckt am Boden bleiben. Übungsdauer: ein bis drei Minuten.

5. «Kopf begrüßt Becken»

- Sie befinden sich im Vierfüßlerstand. Die Hände platzieren Sie unter den Schultern. Ihre Finger sind etwas gespreizt und zeigen leicht nach außen. Die Knie befinden sich unter den Hüften und sind etwa zwanzig Zentimeter voneinander entfernt.

- Bewegen Sie Kopf und Becken mit dem Einatmen gleichzeitig nach links und mit dem Ausatmen nach rechts, so als würde Ihr Kopf das Becken begrüßen wollen. Üben Sie ein bis drei Minuten.

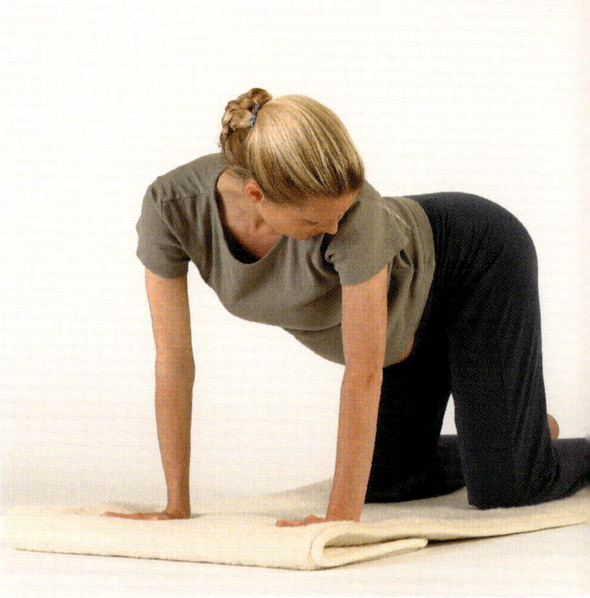

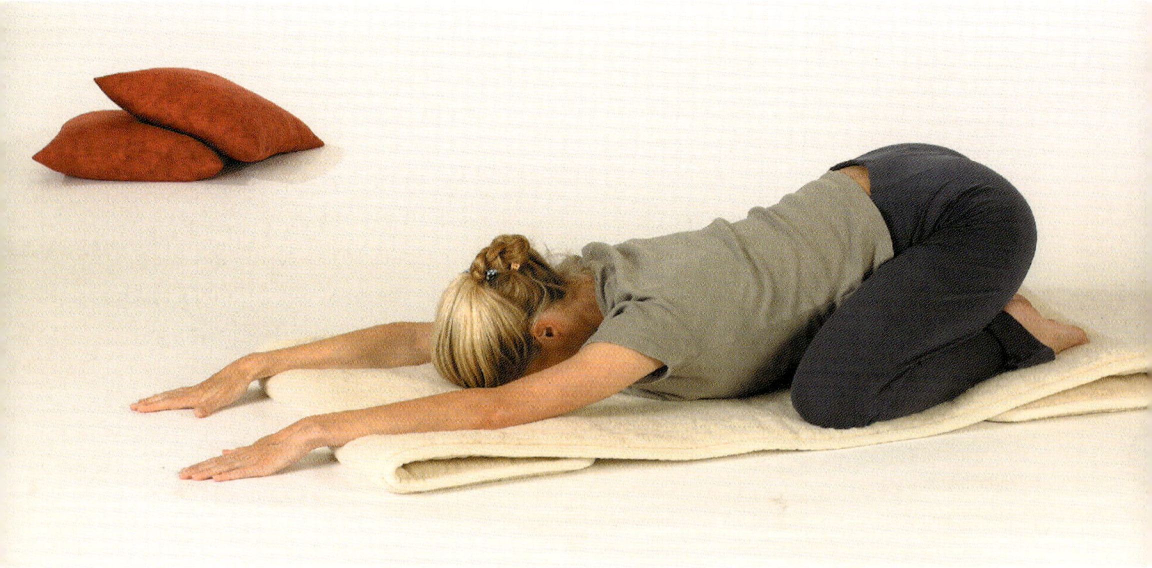

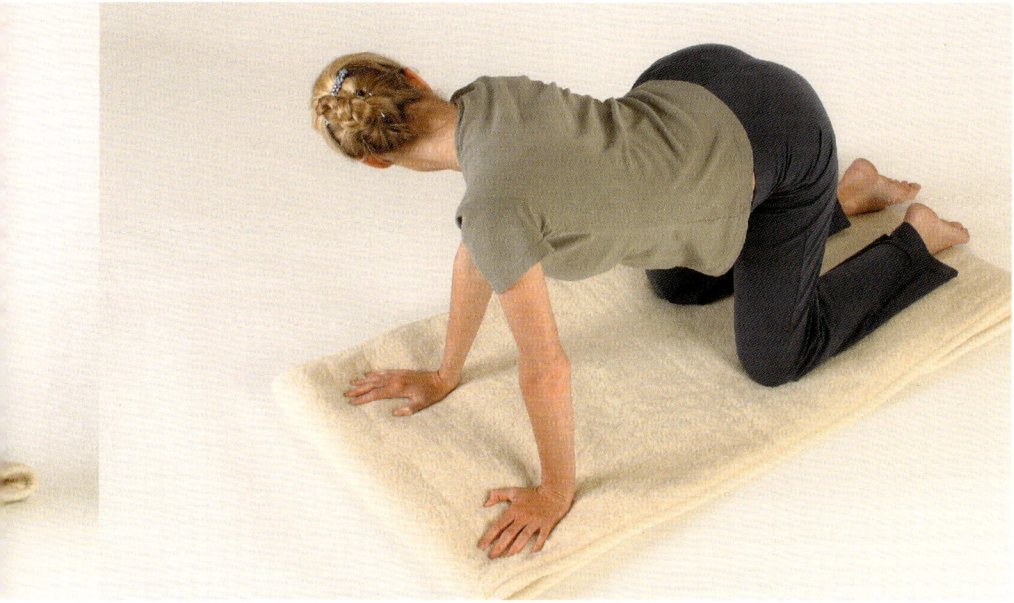

6. «Kindhaltung»

- Ausgangsstellung ist der Vierfüßlerstand. Sie bewegen Ihre Knie so weit auseinander, dass Ihre Füße nebeneinander liegen und die großen Zehen sich berühren. Drücken Sie sich mit den Händen ab und strecken Sie Ihre Arme durch, bis Ihr Gesäß auf den Fersen Platz findet.
- Ihr Bauch ruht nun entspannt zwischen den gespreizten Knien. Lassen Sie die Arme locker und legen Sie Ihre Hände und Unterarme am Boden ab. Die Stirn berührt den Boden. Bleiben Sie ein bis drei Minuten in dieser Haltung.
- Atmen Sie während der Übung lang und tief in den Bauch ein und wieder aus.

7. «Beckenkreisen»

- Begeben Sie sich in den Vierfüßlerstand. Die Hände befinden sich unter den Schultern und zeigen leicht nach außen, die Finger sind gespreizt und die Ellenbogen durchgedrückt. Die Knie platzieren Sie unter den Hüften. Wichtig ist, dass es Raum zwischen den Knien gibt.

- Die Bewegung geht vom mittleren Teil der Wirbelsäule aus. Kreisen Sie Ihr Becken, indem Sie ins Hohlkreuz gehen, das Becken zu einer Seite bewegen, dann den Rücken runden, das Becken zur anderen Seite bewegen und so weiter. Der Oberkörper bleibt ruhig. Sie können sich vorstellen, dass Sie Ihr Gesäß in Ihre Lieblingsfarbe getaucht haben und Sie große oder auch kleinere Kreise mit Ihrem Becken malen. Wechseln Sie die Drehrichtung.

- Atmen Sie während der Übung lang und tief in den Bauch ein und wieder aus.

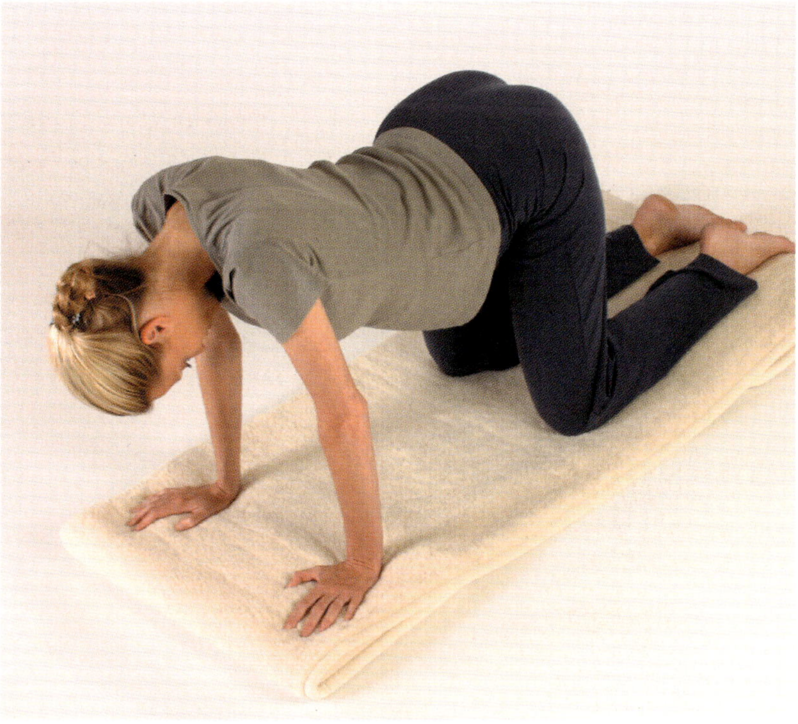

8. «Schulterübung»

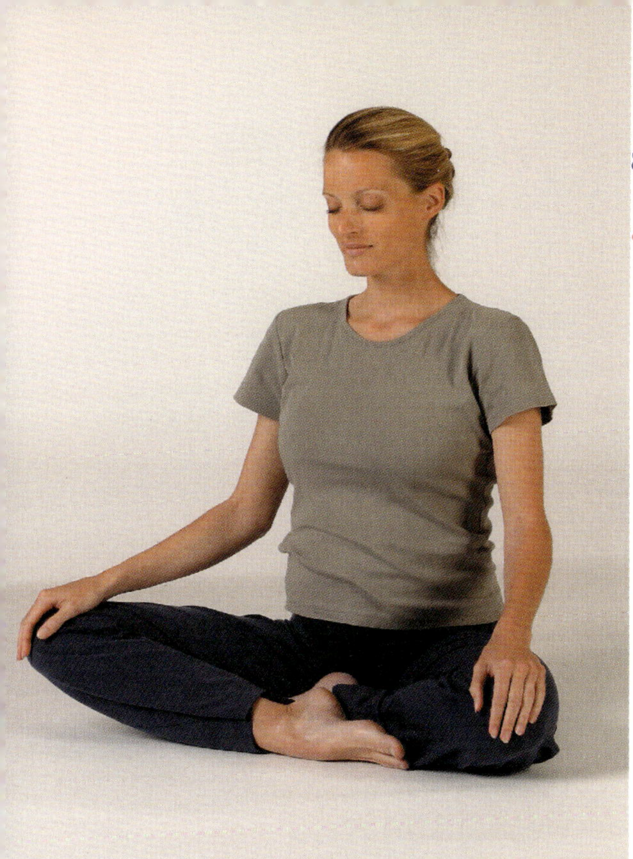

- Ausgangsposition ist der Sitz mit gekreuzten Beinen. Die Hände ruhen entspannt auf den Knien. Richten Sie Ihre Wirbelsäule auf und schieben Sie die Brust vor.

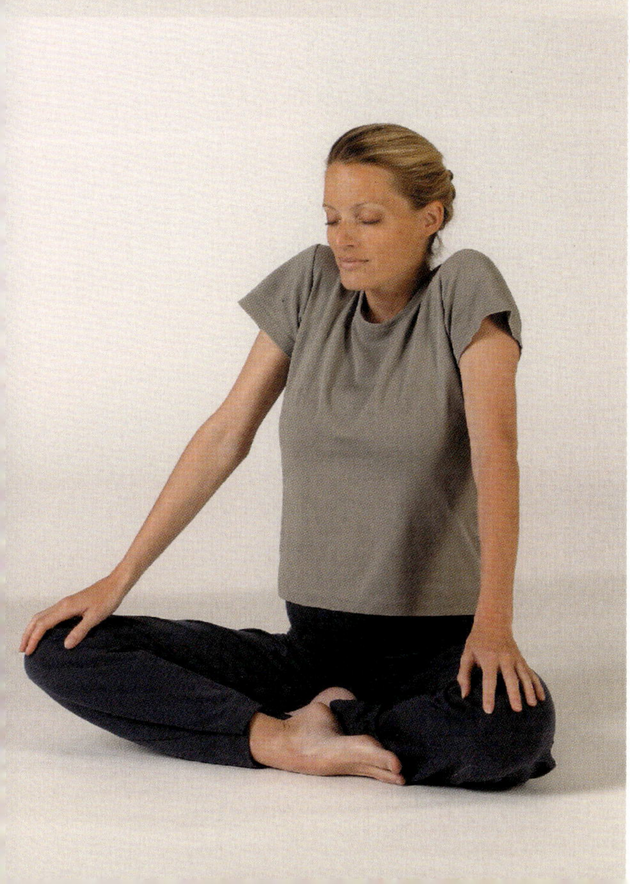

- Mit dem Einatmen ziehen Sie die Schultern so hoch wie möglich, mit dem Ausatmen lassen Sie die Schultern wieder sinken. Üben Sie ein bis zwei Minuten.

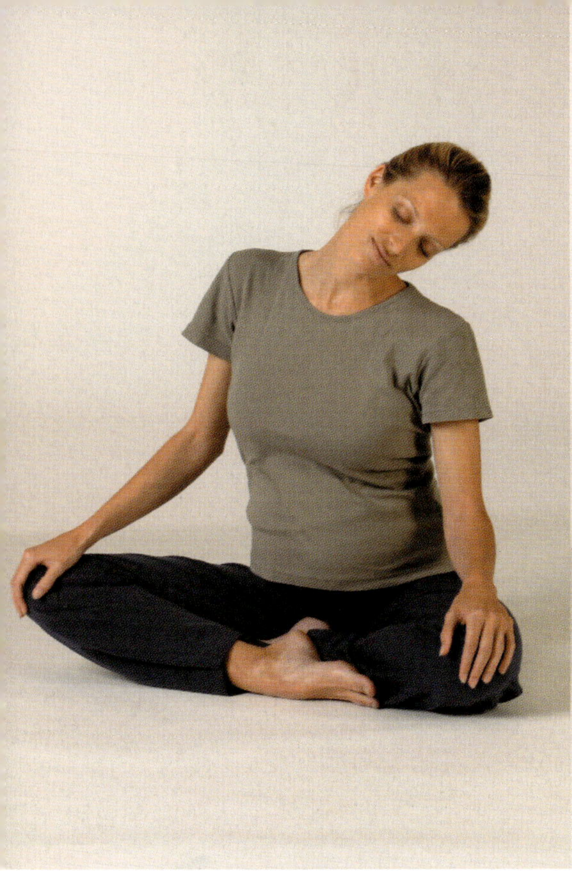

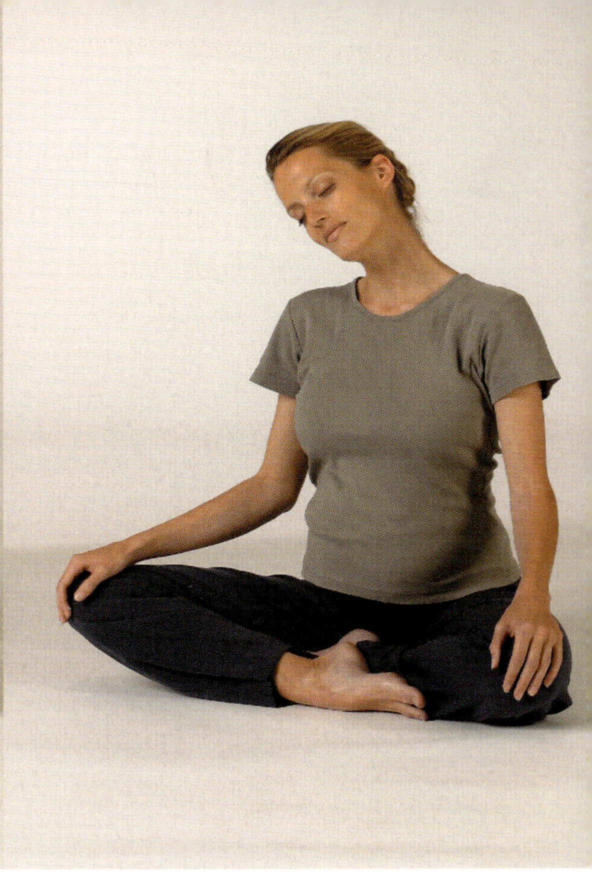

9. «Kopfkreisen»

- Die Ausgangsposition ist der Sitz mit gekreuzten Beinen. Sie richten Ihre Wirbelsäule gerade auf. Ihre Hände ruhen auf den Knien. Drücken Sie die Brust vor, während Sie Ihre Schultern locker lassen. Machen Sie den Hals lang.

- Bewegen Sie Ihren Kopf so, dass sich Ihr linkes Ohr in Richtung der linken Schulter neigt. Kreisen Sie mit Ihrem Kopf in einem Halbkreis über den Nacken nach hinten, bis sich das rechte Ohr über der rechten Schulter befindet.

- Kreisen Sie dann Ihren Kopf so, dass Sie ihn in einem Halbkreis über die Brust bewegen, bis Ihr linkes Ohr sich wieder über der linken Schulter befindet.

- Fahren Sie für eine Minute mit dem Kopfkreisen fort. Wechseln Sie nach einer Minute die Richtung.

10. «Sat Kriya für Schwangere»

- Sie befinden sich im Fersensitz. Sie richten Ihre Wirbelsäule gerade auf und heben Ihre Brust an. Strecken Sie Ihre Arme gerade über den Kopf und legen Sie die Hände gegeneinander. Lassen Sie dabei bewusst die Schultern locker und machen Sie Ihren Hals lang.
- Singen Sie das Mantra *Sat Nam* in einem Atemzug. Fahren Sie ein bis drei Minuten mit dem Üben fort.

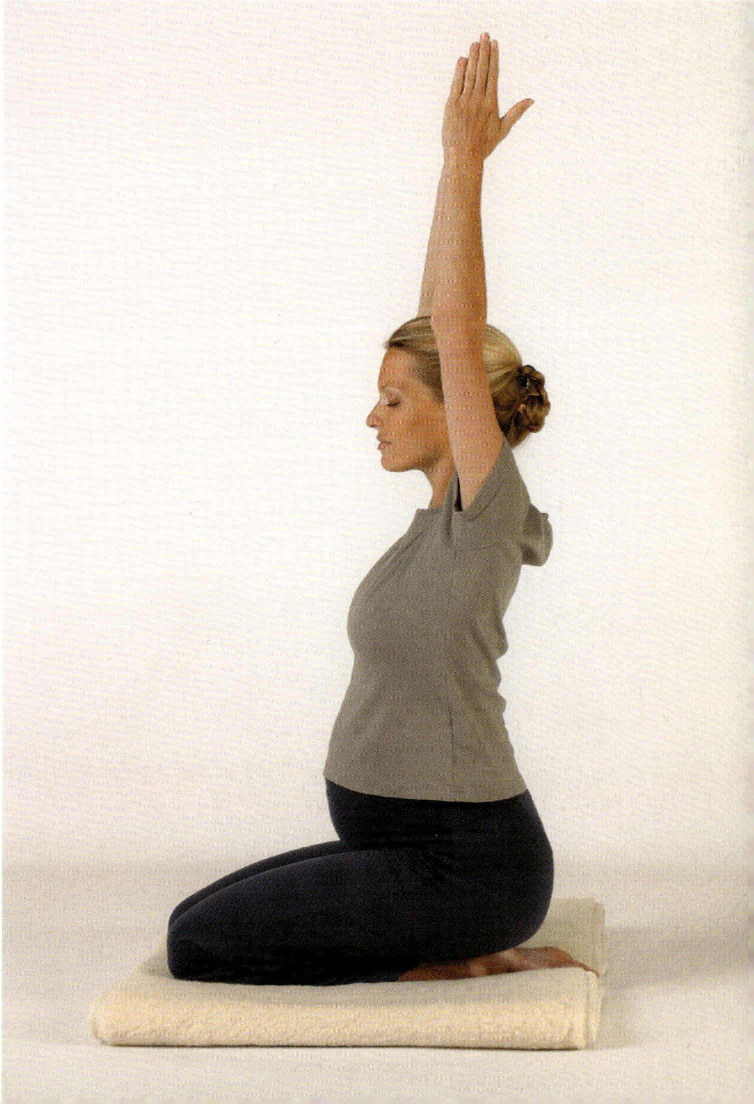

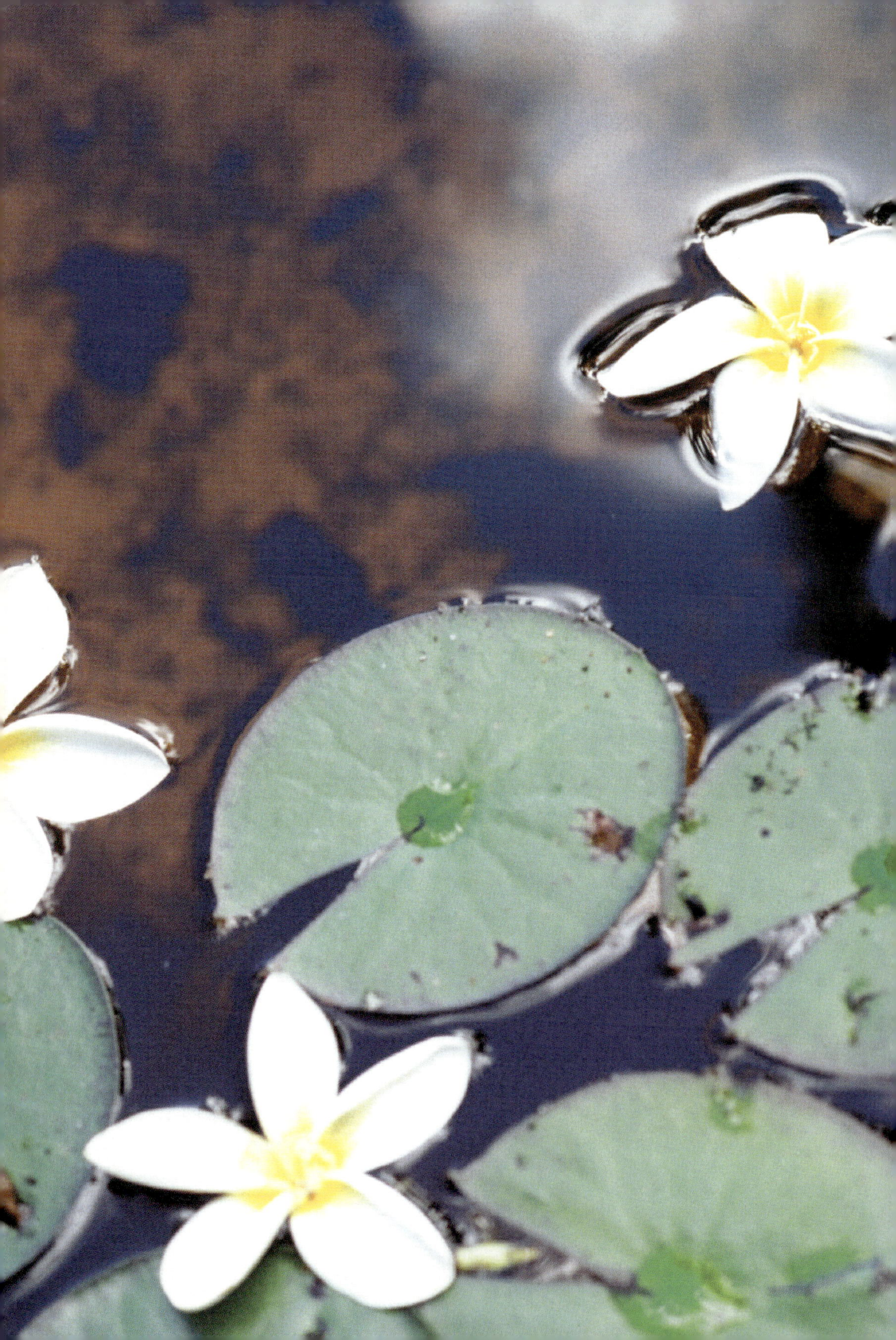

Kapitel 4 | *Entspannung und Phantasiereisen*

Zeit zum Entspannen

Wenn Sie die Übungsreihe «*Yoga zur Verbesserung des Wohlbefindens*» praktiziert haben, ist es gut, einmal ganz loszulassen. Sie haben Ihre Muskeln und Gelenke bewegt, Ihre Organe stimuliert und auf einer feinen Ebene an Ihren Chakras und Nadis gearbeitet. Die nun folgende Entspannung dient dazu, dass das Yoga nachwirken kann. Normalerweise werden die Übungen in der Rückenlage ausgeführt, doch während der Schwangerschaft sollten Sie sich in der Seitenlage entspannen. So schonen Sie die Wirbelsäule und entlasten das venöse System Ihres Körpers.

Wirkung

- Beruhigung der Nerven und des Geistes
- Positiver Effekt auf Herzschlag und Atmung
- Entlastung der Wirbelsäule
- Stressabbau
- Erfahrung von innerer Stille
- Effektive Kurzentspannung: Sie fühlen sich hinterher erfrischt und klar

Anleitung

Entspannen Sie niemals auf dem blanken Fußboden, sondern legen Sie sich immer auf eine Decke oder auf eine feste Matte. Begeben Sie sich in die Seitenlage. Strecken Sie Ihr unteres Bein, das obere ist angewinkelt. Den Fuß des angewinkelten Beines platzieren Sie am besten in der Kniekehle Ihres gestreckten Beines. Unterstützen Sie Ihr angewinkeltes Knie mit einem Kissen. Sie können übrigens auch leicht auf Ihrem Bauch liegen, das ist für Ihr Kind ganz in Ordnung.

Legen Sie Ihren unteren Arm nach hinten ab, den oberen Arm legen Sie in einer bequemen Stellung vor Ihren Körper. Unterstützen Sie Ihren Kopf mit einem kleinen Kissen.

Wichtig ist, dass Ihnen angenehm warm ist. Decken Sie sich am besten mit einer Wolldecke zu.

Entspannung

- Wandern Sie in Gedanken durch Ihren Körper, indem Sie einfach nur fühlen, wie er im Moment gerade daliegt. Beginnen Sie bei Ihren Füßen und nehmen Sie wahr, wie Sie auf dem Boden liegen. Und wenn Sie an Ihre Beine denken, können Sie Ihre Beine spüren.
- Wandern Sie mit Ihren Gedanken zu Ihrem Becken und zu Ihrem Rücken, und fühlen Sie den Rücken bis zum Nacken. Nehmen Sie bewusst den unteren, den mittleren und den oberen Teil Ihres Rückens wahr.
- Denken Sie an Ihren Bauch und spüren Sie ihn. Fühlen Sie die Ruhe oder die Bewegungen Ihres Kindes. Nehmen Sie Ihren Atem wahr und wie der Atem Ihren Bauch und Ihren Oberkörper bewegt.
- Wenn Sie in Gedanken zu Ihren Schultern gehen, dann spüren Sie Ihre Schultern und Ihre Arme. Sie nehmen Ihre Hände wahr, die Finger und die Handinnenflächen.
- Und wenn Sie an Ihren Kopf denken, dann spüren Sie, wie Ihr Kopf aufliegt. Sie nehmen Ihre Kopfhaut wahr. Sie fühlen Ihr Gesicht: die Stirn, die Augen, die Schläfen, die Wangen, die Ohren und die Nase. Spüren Sie Ihren Mund, die Lippen und das Kinn.
- Ganz automatisch kommen Sie immer mehr zur Ruhe, jeder Ihrer Muskeln füllt sich mit Ruhe. Gedanken und Gefühle sind wie Wolken am Himmel, die vorbeiziehen. Sie können Sie beobachten und weiterziehen lassen. Vielleicht ist der Himmel auch stellenweise ganz klar, und dann können Sie die innere Stille genießen. Entspannen Sie auf diese Weise zehn bis fünfzehn Minuten

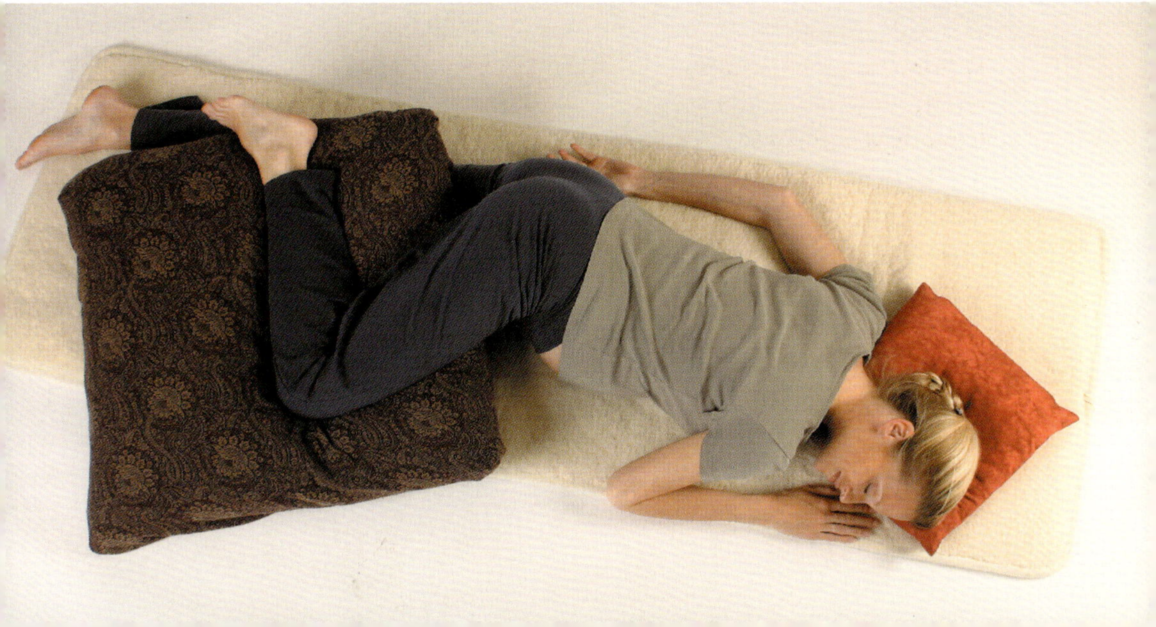

Phantasiereisen

Eine Phantasiereise ist ein geführter Ausflug in die Welt unserer inneren Bilder und Gefühle, während der unser Körper zur Ruhe kommt und entspannen kann. Phantasiereisen wirken erwiesenermaßen heilend und stärkend auf unsere Gedanken und Ideen.

Während der Schwangerschaft können gelenkte Phantasiereisen Ihnen darüber hinaus Mut machen, Ihre Selbstheilungskräfte anregen, Entspannung schenken, Ihre Kreativität beflügeln und die Verbindung zu Ihrem Kind stärken.

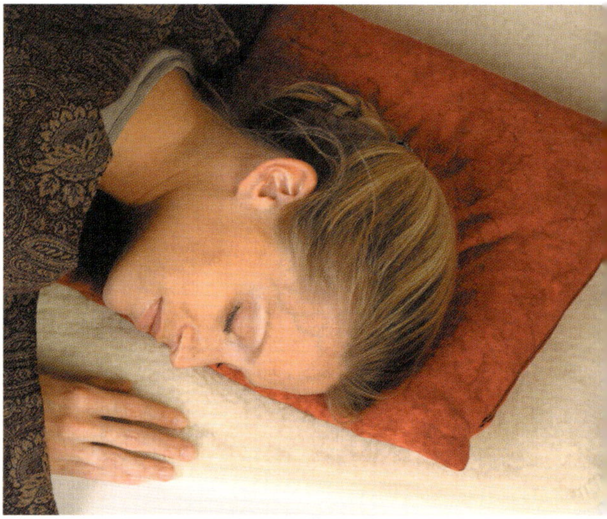

Was brauche ich für eine Phantasiereise?

- Etwa dreißig Minuten Zeit
- Eine Portion Neugierde
- Einen ruhigen, gelüfteten und warmen Raum. Stellen Sie Handy, Türklingel und Telefon ab
- Eventuell leise Entspannungsmusik, die Ihnen angenehm ist. Passend sind ruhige Instrumentalstücke und Musik, die mit Naturgeräuschen untermalt ist
- Eine bequeme Unterlage und bei Bedarf eine Decke, in die Sie sich gemütlich kuscheln können
- Kissen, um Bauch, Kopf und Knie zu stützen
- Kleidung, die genügend Bauch- und Beinfreiheit lässt
- Eine Person, die Ihnen die Phantasiereise vorliest. Sie sollte darauf achten, genügend Pausen zu machen. Angenehm sind eine ruhige Sprechweise und eine eher tiefe Stimmlage. Es empfiehlt sich, dass die Person die Phantasiereise vorher mindestens einmal durchgelesen hat

- Sie können auch eine Tonband-Aufnahme der Phantasiereise verwenden, die Sie selbst gemacht haben. Achten Sie darauf, dass Sie ruhig, langsam und eher tief sprechen
- Tagebuch und Schreiber, Malblock und Stifte, um das Erlebte hinterher bei Bedarf aufzuzeichnen und festzuhalten
- Wenn Sie unruhig sind, empfiehlt es sich, vor der Phantasiereise ein paar Yogaübungen zu machen oder zu tanzen. Das hilft Ihnen, eventuelle Spannungen abzubauen

Gelingt die Phantasiereise sofort?

Es ist gut möglich, dass Sie beim Hören der Phantasiereise sofort eine wunderbare Erfahrung machen werden. Es kann genauso gut sein, dass Sie einschlafen oder der Phantasiereise in einem relativen Wachzustand folgen. In allen drei Fällen hat die Phantasiereise einen positiven Einfluss auf Sie. Wenn Sie die Reise häufiger wiederholen, werden Sie routinierter darin, bewusst zu träumen.

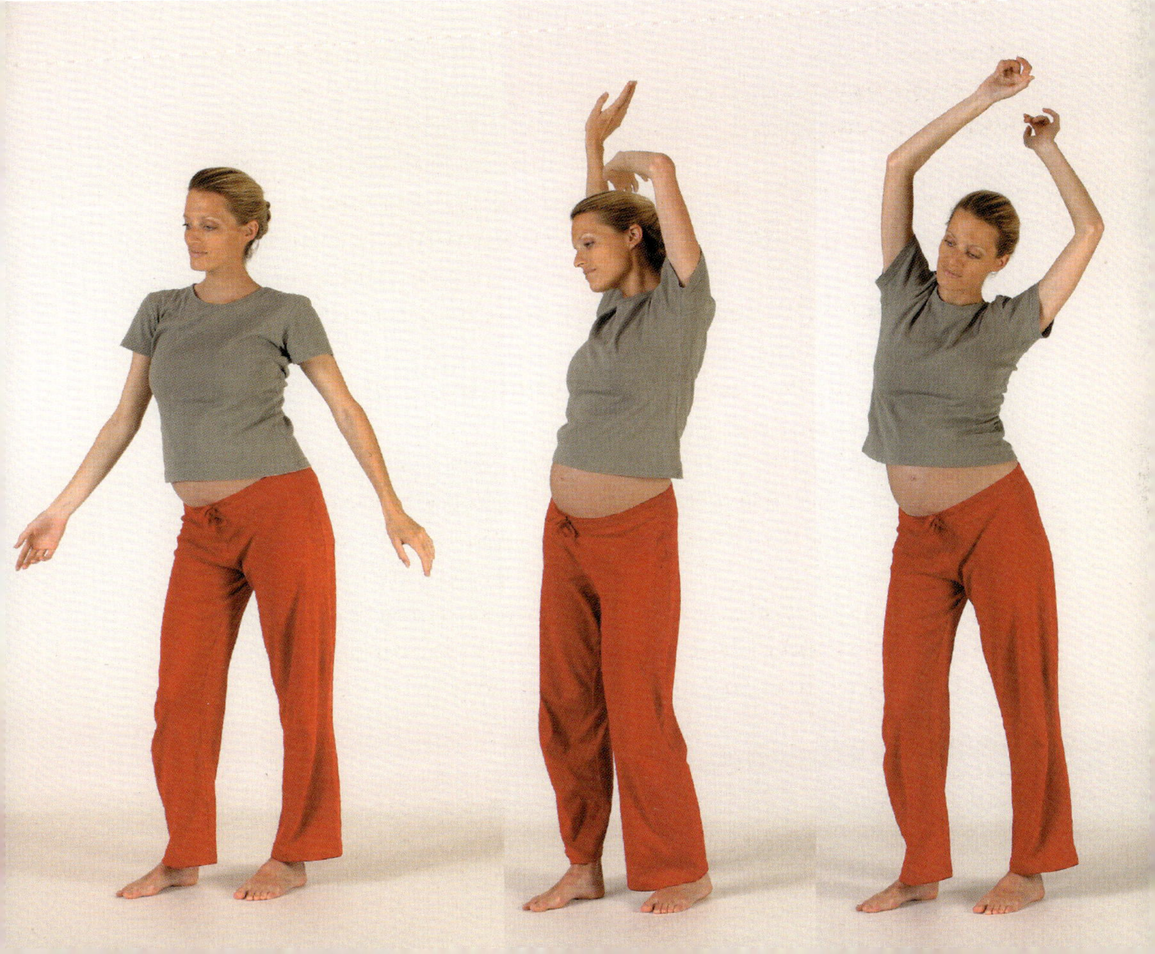

Reise zur inneren Heilerin

Wirkung

- Stärkt Ihre Selbstheilungskräfte
- Entspannt und beruhigt
- Baut Stress ab
- Sie können Ihrem Baby Ihre Liebe und positive Energie schicken

Anleitung

Nimm wahr, wie du den Boden berührst und wie dein Körper in Kontakt mit der Erde ist. Mache es dir ganz bequem und überprüfe noch einmal, was du alles verändern kannst, um entspannt auf dem Boden zu liegen und diese Zeit für dich zu genießen – jetzt …

Und während du spürst, wie dein Körper den Boden berührt – und wo es einen Abstand gibt zwischen dem Boden und deinem Körper – und du meine Stimme hörst – und du all den Geräuschen in diesem Raum folgen kannst – kann das, was du hinter deinen geschlossenen Lidern siehst, dich unterstützen, mehr und mehr zur Ruhe zu kommen …

Und wenn du fühlst, wie dein Atem von ganz alleine fließt und deine Brust sich hebt mit dem Einatmen und sich senkt mit jedem Ausatmen, kann die Wahrnehmung deines Atems bewirken, dass dein Körper mehr und mehr loslässt – und die Ruhe immer tiefer wird …

Und indem du fühlst, wie dein Kopf aufliegt – und wie genau der Kontakt deiner Beine zum Boden ist – unterstützt dich die Schwerkraft, loszulassen und wahrzunehmen – eine angenehme Schwere breitet sich in deinem Körper aus – während sich jeder Muskel mit Ruhe füllt …

Und während du das Licht hinter deinen geschlossenen Lidern siehst und meine Stimme hörst, spürst du, wie diese wohltuende Schwere intensiver wird – und innere Ruhe sich ausbreiten kann – und jeder Gedanke dazu führt, dass du loslässt – und du von ganz alleine mehr und mehr in deine Mitte findest …

Und mit jedem Ausatmen kannst du ruhiger werden – während du ganz sicher auf dem Boden liegst – lässt du mehr und mehr los und gehst nach innen – auf eine Reise in deinen inneren Raum …

Und während dein Körper von ganz alleine weiter loslässt, stelle dir vor, dass du einen Weg entlanggehst –

einen Weg, der dir vertraut ist – lass dich überraschen, welcher Weg es heute ist – und wie du dich vorwärts bewegst – ob du schwebst oder fliegst – oder ob du gehst – finde deine Art der Fortbewegung – ein vertrauter Weg zu einem Ort in der Natur …

circa 20 Sekunden Pause

Es ist ein Ort, der Ruhe und Heilung für dich bedeutet – ein friedlicher Ort – und schau dich einmal um – was es ist, was diesen Ort so friedlich und besonders macht – zu einem Ort der Heilung – welche Farben da sind – und wie das Licht ist – die Pflanzen – ihre Formen und ihre Farben – und welche Geräusche da sind – welche Töne und Klänge – oder vielleicht ist es auch eine ganz bestimmte Art der Stille – eine heilende Stille – und welche Temperatur du fühlst – gerade richtig für dich – und du Heilung sogar riechen kannst – vielleicht ist es ein Duft nach Zitrone oder Rose oder Lavendel – fein und angenehm – du darfst wahrnehmen, was dich berührt an diesem Ort der Heilung und des Friedens – was für dich hier wichtig ist …

circa 20 Sekunden Pause

Und während du diesen Frieden fühlst – und weißt, dass du hier an diesem Ort geschützt und geborgen bist – und du die Ruhe genießen kannst – nimmst du eine Tür wahr – vielleicht ist es eine einfache Gartenpforte – unscheinbar und doch besonders – oder ein prachtvolles Tor, das strahlt und glänzt und dich magisch anzieht – es ist die Tür zu deinem inneren Raum – und du wunderst dich vielleicht, wie einfach es ist, diese Tür zu öffnen – um in deinem inneren Raum eine Begegnung zu haben, die bedeutungsvoll für dich ist – eine Begegnung mit deiner inneren Heilerin …

Und lass dich überraschen, wie deine innere Heilerin heute aussieht – welche Farben sie umgeben und welche Form sie hat – und wie ihre Ausstrahlung ist – ihr ganz besonderes Licht – und welche Töne da sind – oder ob es einfach still ist und ruhig – während sie dich berührt mit ihrem Licht und ihrer Wärme – und die heilende Kraft ihrer Berührung bis zum Kern deines Wesens fließt …

Und indem du fühlst, wie du in ihrer Heilenergie badest, kann diese Kraft auf angenehme Weise durch jede Pore und Öffnung deines Körpers dringen – und durch deine Organe – dein Herz und deine Lunge – durch deine Leber und deine Nieren – durch jede einzelne Zelle – und du spürst Heilung …

20 Sekunden Pause

Und während die Heilkraft in deinem Körper von ganz alleine weiter strömen kann – spürst du – wie die innere Heilerin deinen Bauch berührt – und das besondere Licht der Heilung – und vielleicht hat Heilung eine bestimmte Farbe für dich – jetzt durch die Plazenta und die Nabelschnur zu deinem Baby fließt – und dein Kind umgibt – und wie ein heilendes Wasser seine winzigen Füße und Beine, Hände und Arme, das Bäuchlein und sein Gesicht streichelt – und wie wohltuend es für dein Baby ist – wenn das Licht der Heilung in sein Inneres strahlt – und durch seine Organe fließt – durch sein Herz und seine Lungen, durch die Nieren und die Leber und durch jede einzelne Zelle …

20 Sekunden Pause

Und vielleicht gibt es eine Farbe oder ein Symbol – ein Geschenk deiner inneren Heilerin – ein Wort oder ein Bild – das du mitnehmen kannst in deinen Alltag – und du weißt, dass du in Verbindung bist mit deiner inneren Quelle – und dass diese Verbindung tiefer und tiefer wird – dich ganz automatisch nährt mit Energie und Kraft und Heilung – ganz einfach – weil sie ein Teil von dir ist …

Und während du dich jetzt von deiner inneren Heilerin verabschiedest – gehe durch das Tor zu dem Ort der Natur – nimm einmal wahr, was sich verändert hat an diesem Ort der Heilung – schaue dich um, mit dem Wissen, dass du jederzeit diese Ruhe und den Frieden fühlen kannst, wenn du an diesen Ort denkst …

Und mit diesem Wissen kannst du den Weg zurückgehen – schweben oder fliegen – und spüren, was die Reise für dich intensiver gemacht hat, das Licht oder die Stille oder eine ganz bestimmte Berührung – um diese Qualität mitzubringen in diesen Raum – und dann schon einmal wahrnehmen, was du als Erstes bewegen möchtest – deine Füße oder deine Hände – deine Beine oder deine Arme – wie du mit jedem Einatmen wacher wirst – und dich räkeln, strecken und recken kannst und deine Augen öffnest – ganz wach bist und zum Abschluss kräftig Handflächen und Fußflächen gegeneinander reiben kannst, um hier ganz wieder anzukommen.

Bergbesteigung

Wirkung

- Stärkt positives Denken und Kreativität
- Macht Mut
- Schenkt ein Gefühl von Freiheit und Weite
- Bestärkt darin, den eigenen Weg zu finden und Ziele zu erreichen, deshalb wirkt diese Phantasiereise geburtsvorbereitend

Anleitung

Mache es dir ganz bequem und überprüfe noch einmal, was du alles verändern kannst, um entspannt auf dem Boden zu liegen und die Zeit für dich zu genießen – jetzt …

Spüre noch einmal hinein in deinen Körper und wo du überall den Boden berührst und was du alles an den Boden abgeben kannst … Und indem du hineinspürst in deine Beine und fühlst, wie sie da liegen, kannst du vielleicht schon ein kleines bisschen mehr loslassen …

Und wenn du mit deiner Aufmerksamkeit in dein Becken gehst, kannst du wahrnehmen, wie es jetzt daliegt und was du hier alles loslassen kannst – lockern, lösen und einfach an den Boden abgeben …

Und während dein Körper ganz automatisch weiter loslässt, kannst du in Gedanken zu deinem Rücken gehen – und deine Wirbelsäule spüren bis rauf zum Nacken – und die Muskeln wahrnehmen in deinem unteren Rücken – im mittleren Teil deines Rückens und in deinem oberen Rücken – und vielleicht ganz bewusst loslassen und lockern und lösen, was du hier noch loslassen kannst …

Und wenn du an deinen Bauch denkst, kannst du fühlen, wie dein Kind sich bewegt oder es ganz still ist und die Ruhe genießt – und du spürst, dass dein Bauch sich mit jedem Einatmen weitet und sich mit dem Ausatmen senkt – und wie du mit jedem Ausatmen loslassen kannst – mehr und mehr …

Und während dein Atem dich schaukelt, kannst du deine Arme wahrnehmen und fühlen, was du hier alles lösen kannst, sodass deine Arme auf angenehme Weise schwerer und schwerer werden …

Und je höher du kommst mit deiner Aufmerksamkeit, desto tiefer kannst du entspannen – und indem du deinen Kopf wahrnimmst und wie er jetzt daliegt, kannst du vielleicht ganz bewusst deine Kopfhaut lösen und dein Gesicht: deine Stirn, die Augenbrauen und die Augen, die Augenlider, die Schläfen und die Ohren, die Wangen und die Nase, den Kiefer und den Mund, die Lippen und das Kinn ...

Und während jeder Muskel sich mit Ruhe füllt und dein Körper von ganz alleine weiter loslässt, kannst du auf eine Reise gehen und in dem Land der Phantasie einen Berg besteigen und ein Ziel erreichen ...

Und eine Bergbesteigung beginnt immer im Tal – schau dich einmal um in diesem Tal – nimm die Farben wahr und die Formen, die Pflanzen und die Häuser vielleicht und was es sonst noch gibt – und den Berg, den du besteigen willst, um oben die Weite und Grenzenlosigkeit zu genießen, vielleicht auch um den Flug eines Adlers zu beobachten und die Ruhe dort oben wahrzunehmen, mit allen Geräuschen, die dazugehören ...

20 Sekunden Pause

Und während du noch im Tal bist, kannst du dich entscheiden, was du alles einpacken möchtest, sodass dir der Aufstieg leichter gelingt, Verpflegung oder Kleidung oder was dir sonst noch einfällt ...

Und du kannst hier im Tal entscheiden, ob du den Berg alleine besteigen oder einen vertrauten Führer mitnehmen möchtest – auch kannst du hier im Tal Rat finden und dir helfen lassen – vielleicht gibt es Abkürzungen und Seilbahnen, Rastplätze und Berghütten auf deinem Weg zu dem Gipfel ...

Und wenn du alles beisammen hast, was du für eine erfolgreiche Wanderung benötigst, dann kann die Reise losgehen, jetzt ...

20 Sekunden Pause

Und jeder Schritt und jeder Atemzug bringt dich automatisch deinem Ziel näher – vielleicht wunderst du dich, wie leicht der Aufstieg ist – und du kannst eine Pause machen und dich umschauen – und wahrnehmen, wie klein das Tal und seine Formen und Farben schon geworden sind, während der Gipfel näher rückt und du die Bergkräuter riechen und die frische, reine Luft atmen kannst – ganz sicher und geborgen – dort wo du bist ...

Und während du den Boden unter deinen Füßen fühlst, nimmst du deine Wanderung wieder auf – mit dem Wissen, dass du ein lohnendes Ziel hast und dass eine wunderschöne Aussicht auf dich wartet – gehst du weiter und spürst, dass du deinem Ziel näher und näher kommst – und je höher du kommst, desto frischer und leichter fühlst du dich – und während du deine Kraft wahrnimmst und die

Bergluft dich umschmeichelt, stellst du fest – du hast dein Ziel erreicht und diesen Berg bestiegen ...

Und du darfst dieses Gefühl genießen, wie es ist, dein Ziel erreicht zu haben – und während du dich umschaust und ganz stabil und sicher stehst, bemerkst du, dass das Tal ganz weit unter dir liegt und alle Probleme und Sorgen so fern sind wie dieses Tal ...

20 Sekunden Pause

Der Himmel ist klar, und du kannst den Blick weit schweifen lassen – und du nimmst das ganz besondere Licht hier oben wahr und die Formen und die Farben der Bergwelt, die dich umgibt, während dein Stand sicher ist und du geborgen bist in dir – kannst du einen Adler beobachten und wie er majestätisch seine Kreise zieht – ganz langsam – und du spürst für einen Moment seine Freiheit und Leichtigkeit – während er gleichzeitig von der Luft getragen wird – und auch er ganz sicher und geborgen ist ...

Atme den Geruch von Weite und Freiheit und Frische, während du weißt: «Du kannst es.» ...

20 Sekunden Pause

Und indem du dir einen Augenblick Zeit nimmst, diese Erlebnisse und guten Erfahrungen ganz in dich aufzunehmen, sodass sie einen Platz in dir finden, schaust du dich noch einmal um, vielleicht gibt es eine besondere Farbe, ein Symbol oder die Einsicht: «Ich kann es», die du mit hinunter in das Tal und in deinen Alltag nehmen willst ...

20 Sekunden Pause

Du verabschiedest dich von diesem Platz und gehst auf dem Weg, auf dem du gekommen bist, zurück zu dem Ort im Tal, an dem deine Reise begonnen hat – und verabschiedest dich auch von diesem Ort ...

Um dann wahrzunehmen, wie du hier auf dem Boden liegst – und zu spüren, was du als Erstes bewegen möchtest, deine Füße oder deine Hände – und wie du allmählich beginnst, dich zu räkeln, zu strecken und zu recken – und einen tiefen Atemzug nimmst, der dich ganz wach macht – und zum Abschluss kräftig deine Handflächen und Fußflächen gegeneinander reibst, um ganz wieder hier zu sein – frisch und vital.

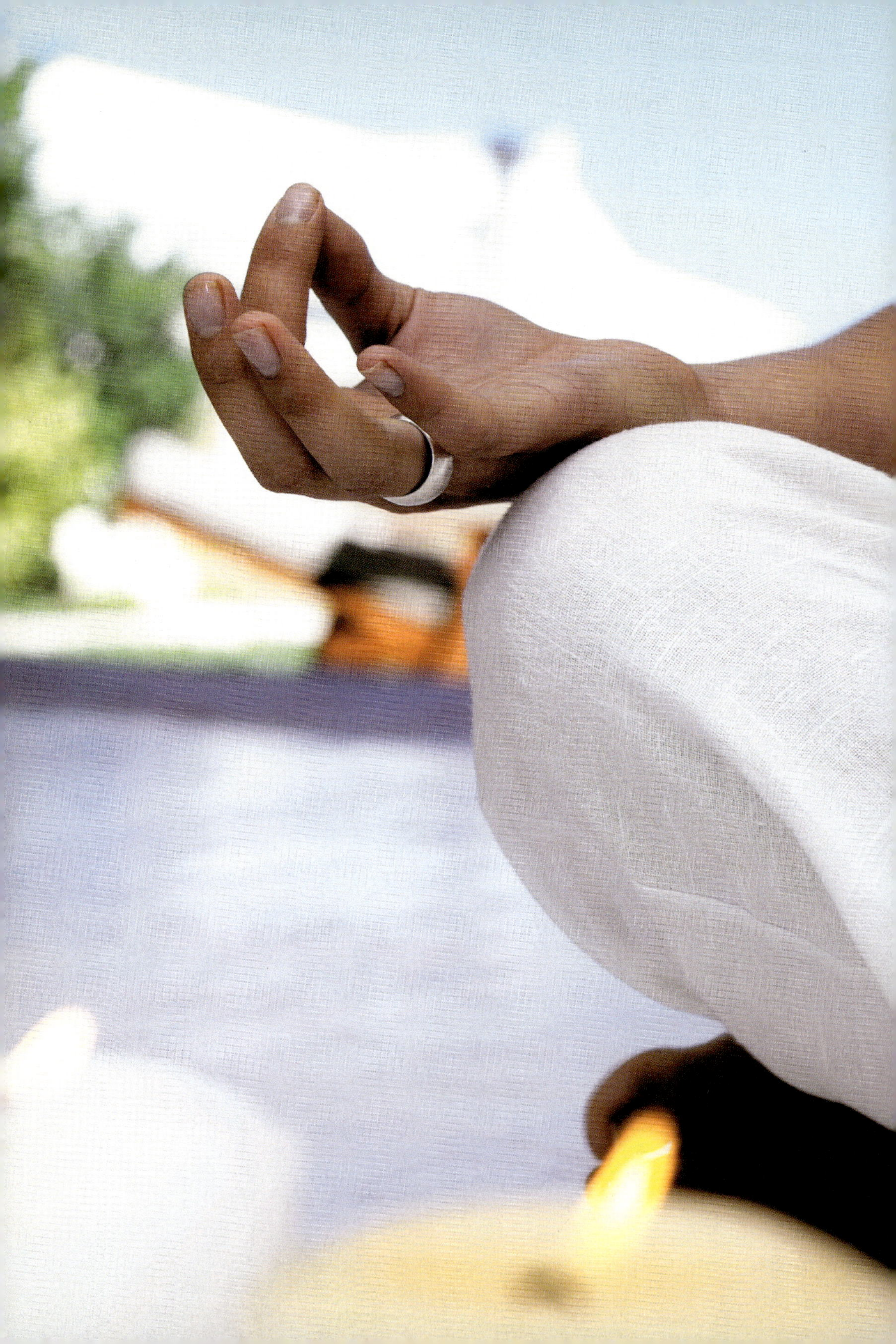

Kapitel 5 | *Meditation*

Was ist Meditation?

In allen Kulturen, auf allen Kontinenten und zu allen Zeiten haben Menschen meditiert und ihre eigene Meditationspraxis entwickelt, und so gibt es die unterschiedlichsten Definitionen des Wortes Meditation. Die Erklärung des Duden für das Wort Meditation ist «Nachdenken», «sinnende Betrachtung» und «religiöse Versenkung».

Während der ersten Stufe des Meditierens wird der Geist trainiert, sich auf einen Punkt zu konzentrieren. Das ist gar nicht einfach, denn der Geist ist gewohnt, entweder ziellos von Gedanke zu Gedanke zu wandern oder konzentriert auf das zu sein, was ihm angenehm ist. Auf einen Film, auf ein Buch, eine Zeitschrift, ein Computerspiel oder auf eine andere äußere Stimulanz.

Viele Meditationen geben Konzentrationsobjekte vor, die den Geist wenig oder gar nicht anregen. Zum Beispiel konzentriert man sich auf den Atem, auf ein Meditationswort oder Mantra, auf die Stille, auf den ruhigen Sitz, auf eine immer wiederkehrende Bewegung oder einfach nur auf einen Punkt innen oder außen.

Das Ziel der Meditation ist das reine, einfache Dasein. Der Geist hört auf zu existieren. Diese Erfahrung beschreiben manche als stilles und ruhiges Glück. Andere nehmen das reine Sein als ein euphorisches und ekstatisches Erlebnis wahr. Der Geist ist zwar immer noch da, wenn man ihn benötigt, aber klarer, schärfer und deshalb nützlicher als zuvor.

Meditation ist ein wichtiger Teil des Kundalini-Yoga. Eine klassische Kundalini-Yoga-Stunde besteht immer aus einem Übungsteil, einer Entspannungsphase und einer Meditation. Sie können die Meditationen jedoch auch praktizieren, ohne vorher Yoga gemacht zu haben. In diesem Buch werden zwei Meditationen vorgestellt, die besonders wohltuend für schwangere Frauen sind.

*«Der Geist ist ein Ungeheuer,
wenn er dein Meister ist.
Er ist ein Engel, wenn er dir dient.»
Yogi Bhajan*

Warum ist das Meditieren gut für Schwangere?

Meditationen wirken beruhigend und entspannend auf den Geist. Wenn Sie regelmäßig meditieren, lernen Sie sich zu konzentrieren. Diese Fähigkeit kann auf die Geburtswehen übertragen werden. Sie üben sich außerdem darin, einfach den Moment zu leben – zu sein. Das ist hilfreich während der Geburt und später auch im Alltag mit dem Kind. Wir YogalehrerInnen gehen davon aus – und mittlerweile ist dies auch wissenschaftlich belegt, dass das Kind im Mutterleib von den Emotionen der Mutter bestimmt wird und es sich über diese definiert. Der positive Effekt ist, dass das Kind schon während der Schwangerschaft die Welt der Mutter kennen lernt: Wenn Sie meditieren und den Geist mehr und mehr zur Ruhe kommen lassen, kreieren Sie einen Moment, in dem Ihr Baby lernen kann, sich selber wahrzunehmen.

Grundlegende Dinge

Meditationsort

- Hier gilt dasselbe wie bei den Yogaübungen: Meditieren können Sie überall. Sorgen Sie dafür, dass der Raum angenehm temperiert und gut durchlüftet ist. Eine Kerze und ein schöner Duft können Atmosphäre schaffen.

Meditieren im Freien

- Klassische Meditationsorte im Freien sind ruhige, schöne Plätze unter Bäumen, an Seen oder Flüssen oder am Meer.

Meditationszeit

- Richten Sie die Meditationszeit nach Ihrem Tagesablauf ein. Frühmorgens zu meditieren bereitet auf den Tag vor, und abends kann man mit Hilfe einer Meditation abschalten und den Tag loslassen.

Haltung

- Für die hier vorgeschlagenen Übungen ist es am besten, mit gerade aufgerichteter Wirbelsäule und gekreuzten Beinen zu sitzen. Wichtig: Das Becken sollte nach vorne gekippt und die Sitzhaltung angenehm und fest sein.

Kleidung

- Tragen Sie Kleidung, die bequem ist und den Bauch nicht einzwängt.

Mögliche Hindernisse

- Viele Meditierende werden mit Hindernissen konfrontiert. Der Fuß schläft ein, Juckreiz stört oder die Flut der Gedanken scheint plötzlich überwältigend zu werden. Das ist ganz normal. Wenn diese Hindernisse auftauchen, nimmt man sie zur Kenntnis, ohne auf sie zu reagieren. Man versucht sich wieder auf die Meditation zu konzentrieren. Haben Sie Geduld, irgendwann verschwinden die Hindernisse von allein.

Bewegung

- Wenn Sie sich sehr unruhig fühlen, ist es empfehlenswert, dass Sie Ihren Körper vor dem Meditieren bewegen. Praktizieren Sie zwei bis drei Yogaübungen oder tanzen Sie zu Ihrer Lieblingsmusik. Das baut Spannungen ab und macht das Meditieren einfacher.

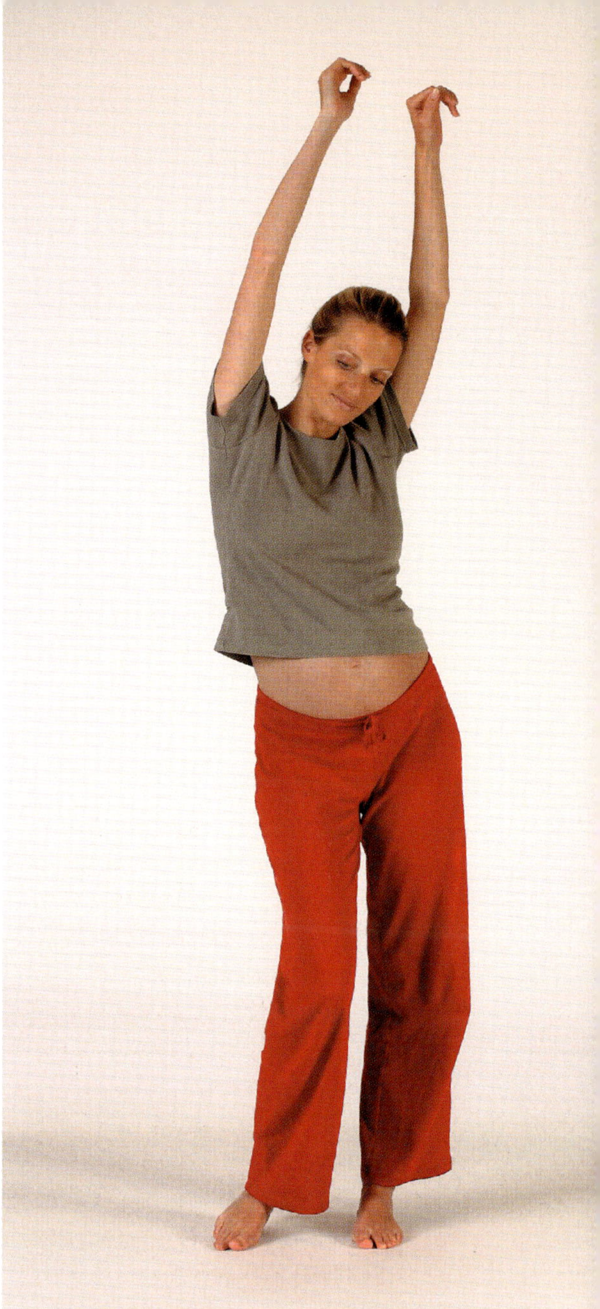

Meditation für glückliche Tage

«Wenn ein Mensch sein eigenes Selbst liebt, dann ist er auch fähig, das Selbst anderer Menschen zu lieben.»
Yogi Bhajan

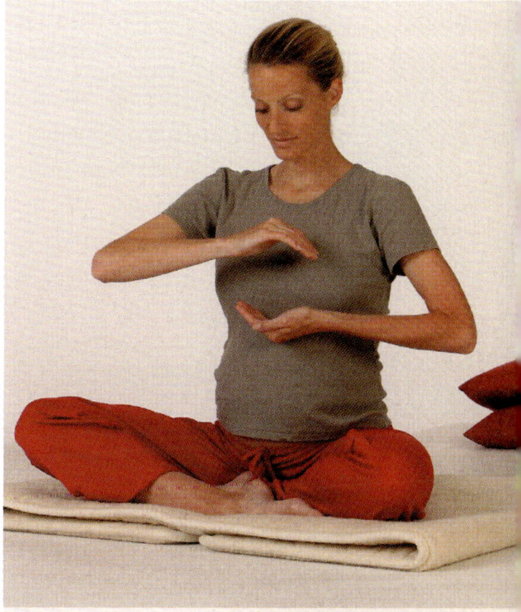

Wirkung

- Diese Meditation stärkt das vierte Chakra (Herzzentrum). Wenn dieses Energiezentrum stark ist, dann werden Sie die Liebe zu Ihrem Kind intensiver erleben und mit Herausforderungen leichter und gelassener umgehen können. Auch können Sie sich und anderen eher einen Fehler verzeihen. Das vierte Chakra ist das Zentrum für Wohlstand und Reichtum. Ein starkes Herzzentrum lässt Sie das Leben wirklich genießen.

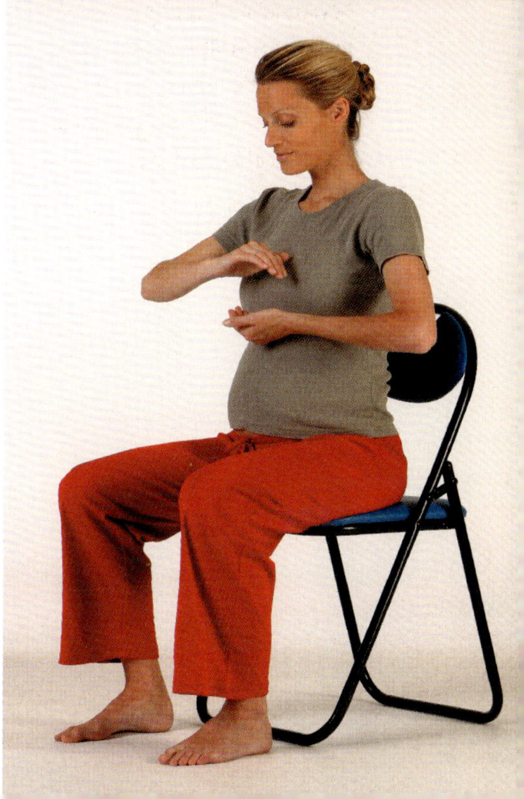

Ausführung

- Sie sitzen in einer bequemen Meditationshaltung entweder mit gekreuzten Beinen oder auf einem Stuhl. Richten Sie die Wirbelsäule gerade auf und kippen Sie Ihr Becken etwas vor. Heben Sie ihre Brust an und entspannen Sie die Schultern. Machen Sie den Hals lang und ziehen Sie das Kinn zum Hals hin.

Handhaltung

- Beide Hände sind wie Schalen geformt. Die rechte Hand befindet sich in einem Abstand von etwa zehn bis zwanzig Zentimetern über der linken Hand. Die rechte Hand zeigt nach unten, die linke Hand nach oben. Die Hände befinden sich in der Brustmitte, über und unter dem Herzzentrum.

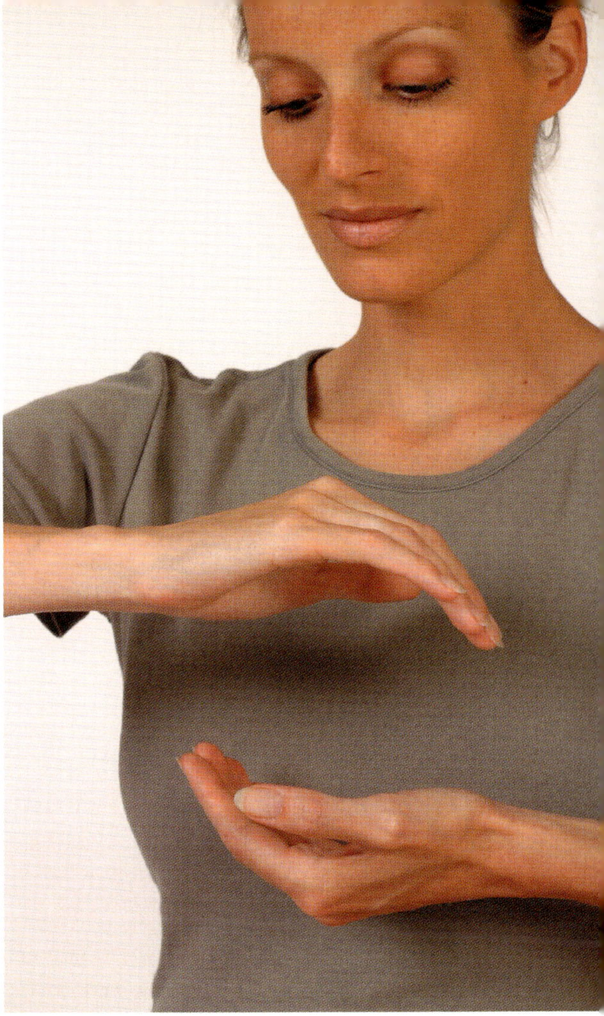

Konzentration und Atmung

- Sie atmen lang und tief in Ihren Bauch ein und aus. Währenddessen ziehen Sie das Kinn fest zum Hals hin und schauen auf Ihre obere Hand. Blinzeln Sie so wenig wie möglich. Wenn die Augen zu tränen beginnen, so ist das reinigend. Spüren Sie die Energie zwischen den Händen.

Länge

- Meditieren Sie auf diese Weise fünf bis elf Minuten.

Ausklang

- Atmen Sie ein und strecken Sie die Hände und Arme hoch. Halten Sie die Arme oben und atmen Sie noch dreimal ein und aus. Dann strecken Sie die Arme noch einmal ganz lang durch und öffnen Sie die Finger weit. Drehen Sie den Körper nach links und rechts und entspannen Sie die Arme wieder. Legen Sie die Hände auf Ihre Knie. Spüren Sie der Meditation nach: Atmen Sie in Ihre neue Zufriedenheit hinein.

Meditation für Veränderungen

« Was ist Meditation? Was ist Wahrheit? Wonach suchst du? Wenn du tief und sehr bewusst nachdenkst, wird die Antwort zu dir kommen: Du musst nichts mehr suchen. Du selbst bist eine lebende Existenz aus Licht. »
Yogi Bhajan

Wirkung

- Laut Kundalini-Yoga ist Veränderung das Gesetz des Universums. Alles befindet sich in einem ständigen Wandel. Allerdings lassen sich die meisten Menschen durch Veränderungen verunsichern, denn der Mensch empfindet erst Sicherheit und Geborgenheit, wenn er sich eingerichtet und feste Gewohnheiten gefunden hat. Während der Schwangerschaft ist vieles in Bewegung: Der Körper verändert sich, die berufliche Situation wird neu überdacht, die Partnerschaft bekommt zusätzliche Facetten und vieles mehr. Wenn eine Frau verunsichert wird oder Angst und Zweifel bekommt, kann sie möglicherweise ihre Reife und ihr Potenzial nicht mehr sehen. Zweifel schwächen aber die Nerven und blockieren die Kommunikation. Manchmal wünschen wir uns daher eine kompetente Führung, um durch Prozesse, die durch solche Veränderungen eingeleitet werden, geschützter hindurchzugehen und wieder zu uns selbst zu finden. Diese Meditation hilft, diese Veränderung zuzulassen und gleichzeitig in Verbindung mit dem ureigenen, inneren Potenzial zu bleiben.

Ausführung

- Sie sitzen mit gekreuzten Beinen oder auf einem Stuhl in einer bequemen Meditationshaltung. Richten Sie Ihre Wirbelsäule gerade auf und heben Sie die Brust an. Ihre Schultern sind entspannt und der Hals ist gerade aufgerichtet. Ziehen Sie Ihr Kinn leicht zum Hals.

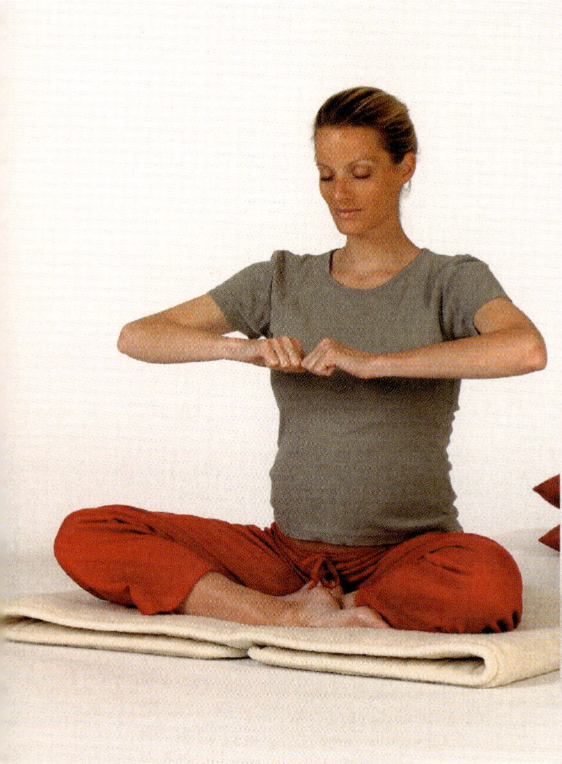

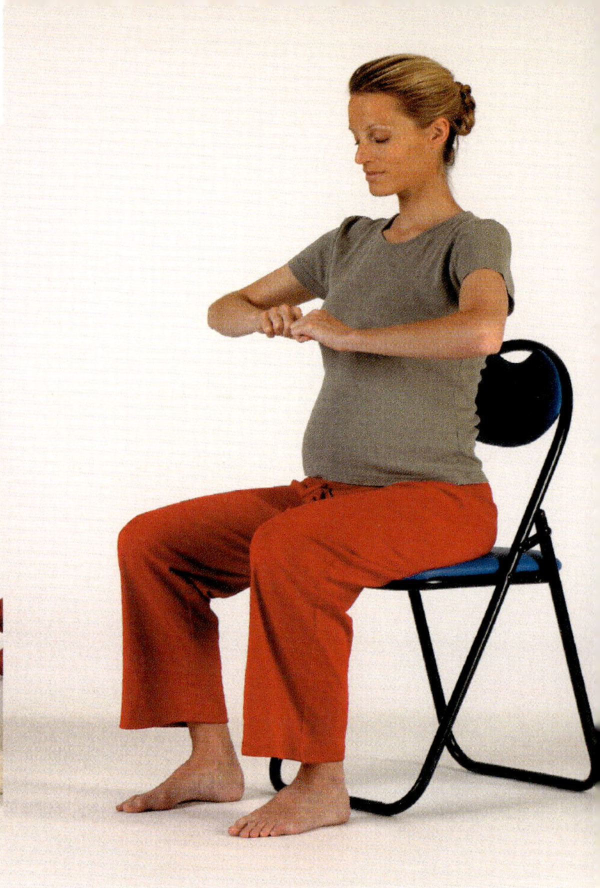

Handhaltung

- Ballen Sie beide Hände zu Fäusten. Die Daumen befinden sich gestreckt außerhalb der Fäuste und zeigen zum Herzen. Die Mittelfinger sind nicht ganz eingerollt. Führen Sie beide Hände zur Brustmitte. Die Hände berühren sich an den Knöcheln des ersten Fingergliedes der Mittelfinger und den Daumenkuppen.

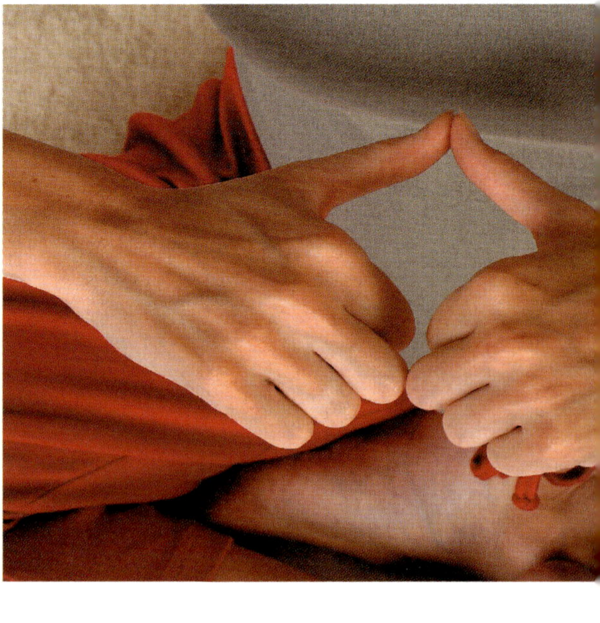

Konzentration und Atmung

- Sie atmen lang und tief in Ihren Bauch ein und aus. Währenddessen konzentrieren Sie sich auf die Energie, die zwischen den Daumen und den Mittelfingerknöcheln fließt. Ihre Augen sind geschlossen.

Länge

- Meditieren Sie für drei Minuten. Wenn Ihnen die Meditation gut gefällt und Ihnen angenehm ist, können Sie die Meditationszeit allmählich auf einunddreißig Minuten ausdehnen.

Ausklang

- Atmen Sie tief ein und aus und entspannen Sie. Sie können sich einen Moment in die Seitenlage begeben. Wenn Sie einunddreißig Minuten meditiert haben, entspannen Sie mindestens fünf Minuten.

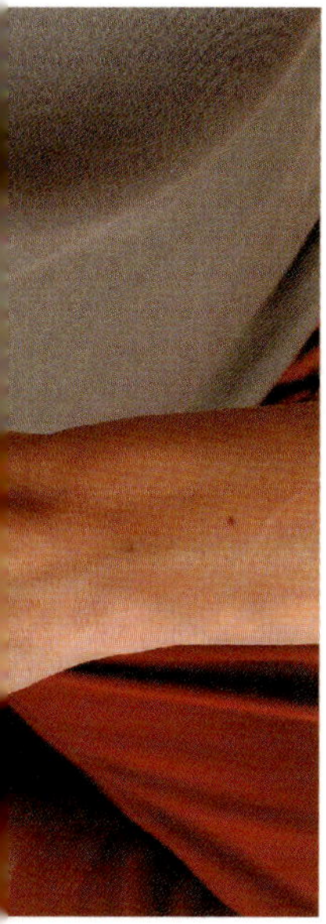

Tipps

- Schieben Sie ein Kissen unter das Gesäß, wenn Ihnen das Sitzen auf dem Boden schwer fällt. Wenn Sie auf einem Stuhl sitzen, sollten Ihre Füße guten und vollständigen Bodenkontakt haben.
- Sitzen Sie wie ein Fels, und machen Sie nur feine Bewegungen, während Sie meditieren.
- Lächeln Sie wie ein Buddha.
- Sie können die Meditationen täglich über einen längeren Zeitraum praktizieren. Yogis meditieren für vierzig Tage, um ein Thema zu bearbeiten.

Über die Autorin

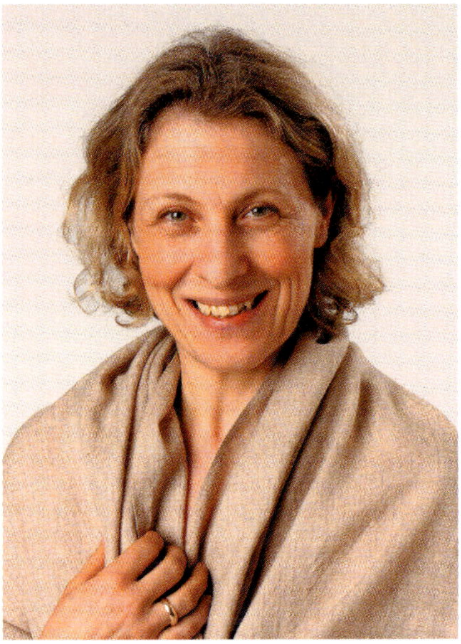

Die Heilpraktikerin Bettina Sat Hari Kaur Stülpnagel ist Mutter von zwei fast erwachsenen Söhnen. Vor zwanzig Jahren begann sie Kundalini-Yoga zu unterrichten und mit werdenden Eltern zu arbeiten. Seit 1990 bildet Bettina Sat Hari Kaur Stülpnagel Lehrerinnen für Schwangerenyoga und Geburtsvorbereitung aus.

Danksagung

Ich danke meiner Mutter Karin Peters, die immer wusste, dass Yoga richtig für mich ist, sowie Yogi Bhajan und Tarn Taran Kaur Khalsa, meinen Yogalehrern und geistigen Eltern dieses Buches.

Ich bedanke mich bei dem Aromatherapeuten und Yogalehrer Michael Caspers, der mir wertvolle Tipps in puncto Aromatherapie gab, und bei meiner Freundin Sonja Deuter, die dieses Buch redigierte.

Literatur

Bhajan, Y. Ph. D., *The Masters Touch*. Neu Delhi 1998

Bhajan, Y. Ph. D., *Pearls of Truth,* Los Angeles

Khalsa, S. P. K., *Kundalini Yoga*. Los Angeles 1996

Seitz, A. K., *Kundalini Yoga*. Reinbek 1999

Singh, S., *Das Kundalini Yoga Handbuch*. München 1990

BDY, *Der Weg des Yoga*. Petersberg 1994

Davich, V. N., *Meditation*. München 1999

Fischer-Rizzi, S., *Himmlische Düfte*. München 2000

Guhr, A., *Mythos der Steine*. Hamburg 1995

Hilsberg, R., *Schwangerschaft, Geburt und erstes Lebensjahr*. Reinbek 1988

Stadelmann, I., *Die Hebammensprechstunde*. Ermengerst 1995

Schäffler, A., Schmidt, S., *Mensch, Körper, Krankheit*. Bad Homburg 1997

Otto, P., *Das sanfte Beckenbodentraining*. Reinbek 1999

Maaß, E., Ritschl, K., *Phantasiereisen leicht gemacht*. Paderborn 1996

Adresse (zum Vermitteln von Schwangerenyogakursen in Deutschland)

Arbeitsgruppe für natürliche Geburt
Eppendorfer Weg 213
20253 Hamburg
Tel.: 040 / 4 20 36 36

Wichtiger Hinweis

Die Ratschläge und Übungen in diesem Buch sind nach bestem Wissen sorgfältig geprüft worden. Sie stellen jedoch keinen Ersatz für medizinische Betreuung dar. Eine Haftung für den Eintritt des Erfolges oder eine Haftung für Personen-, Sach- oder Vermögensschäden, die sich aus dem Gebrauch oder Missbrauch der in diesem Buch dargestellten Nahrungsmittel, der Methoden oder sonstigen Hinweise ergibt, ist für Verlag, Autorin und / oder deren Beauftragte ausgeschlossen.